全圖解 運動傷害 預防・修復訓練全書

增強肌力耐力 ╳ 損傷功能修復 ╳ 運動效能提升，
體能教練、健身者、防護員、專項運動員必備專書

大衛・波塔奇 David Potach ｜艾利克・麥拉 Erik Meira 著

高子璽 Tzu-hsi KAO 譯｜ 陳盈彤 審訂

導讀推薦序

身為一名專長於骨科復健的物理治療師，我常常跟客戶說，基本上我的客群只需要簡單地分為兩種：動太多與動太少的人。這跟年齡、性別、體型都沒有一定的關係，而是每個人使用身體的方式、執行的動作難度，以及總和活動量有沒有超過自己能力範圍以外的問題。

動太多的人由於活動量累積較多，可能也以難度較高的動作和運動類型作為訓練，而常有重複性傷害和勞損，最後導致身體出現過度使用的相關傷害。動太少的人則因為平常沒有以訓練來累積骨骼肌肉系統的各種能力（關節活動度、肌肉力量、肌肉彈性、爆發力、心肺耐力等……），在偶然需要使用到較大的肌力或活動量、重複次數多的繁複動作，或執行較難的動作形式時，而產生傷害。有鑑於此，具備預防運動傷害的相關知識和理解如何藉由訓練方式，讓上述情況發生的可能性和嚴重程度降到最低，不失為一個實用又扎實的方法。

本書就是以如此概念編寫而成的完整工具書。從一開始的運動傷害分類方法與發生機轉，以及從如何預防運動傷害為出發點，制定相關的運動規範和原則，講解何為基礎關節活動度範圍，和肌肉使用的基礎動作學，到細分為各部位關節解剖構造與肌肉功能說明，並且涵蓋了各部位常見的運動傷害和細部討論，還有各種不同專項運動會使用到的身體功能等等，都有詳細描述和解說。

並且在每個章節的後半段用圖解方式，提供實用且能有效預防運動傷害的訓練動作（以明顯易懂的三種標圖分類三大類型訓練：肌力練習動作、增強式訓練動作，和提升速度、敏捷度、彈性和有氧耐力的特殊訓練動作），同時也提供了各動作難度不等的變化形式，以及重點說明適用於哪些專項運動的不同能力提升和強化。

詳閱本書後，得以更有效率且清晰理解各種專項運動執行時，需要注意的細節，以及可以採用哪種類型與難度的訓練動作，來達到鞏固基礎能力，而使運動傷害的可能性和嚴重程度降到最低。

　　除此之外，本書最後兩個章節更提供了如何在正式訓練前，有效制定暖身計劃而儲備身體功能，讓各種專項運動常見的傷害時機點與機轉造成的過大衝擊得以避免。運動傷害預防計劃的細節也有明確的五大關鍵和運動菜單範本可以參考，像是如何在體育年度的賽前、賽季或是休賽期時程，去制定相關的運動傷害預防計劃。其細微到連執行時需要做哪些類型的特定練習動作、以幾次重複次數做幾回，都幫你規劃註記在範本運動菜單中。佐以筆者參考眾多研究文獻統合出的重點精華，使預防難以避免的運動傷害，有了更清楚的脈絡和框架可以依循。

　　相關專業執業人員如物理治療師、體適能私人教練、專項運動指導教練，又或者是各種專項運動的職業選手或業餘愛好者，都能把此書作為指引，在臨時需要快速制定計劃，或是提前安排完整訓練菜單時，有完整的框架和模型可以參考（書末的索引分類表可以快速尋找訓練動作所在頁碼），規劃出專屬於您或客戶的完整運動傷害預防計劃。

信誠徒手物理治療師　陳盈彤

Contents

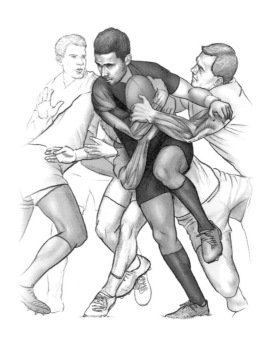

緒論

　　要畢生保有健康的生活型態，活動身體是不可或缺的一環。身體活動可以改善心臟和肌肉健康，增強體力和精神敏銳度，並有助於控制血糖和體重。所幸，許多人已了解到活動身體的好處，整體而言，過去二十年來專項運動和一般運動的從事比率都有所提高。然而，若更深入檢視這些數字後會發現，正式的團隊運動從事比率穩定下跌，而身體活動的程度也隨著年齡的增長而降低。儘管前述變化的原因五花八門，但其中一項**常見因素即為健康惡化和受傷**。受傷會導致無法恢復到從前的運動表現，許多運動員年紀輕輕甚至因而「引退」。既然身體活動好處多多，因此，找到降低受傷風險的方法，使人在青春期之後積極從事專項運動和一般運動，絕對有其益處。

　　當預防傷害的觀念應用於專項運動、一般運動和身體活動時，**目標會放在降低受傷風險**，並改善運動員個人與團隊的健康和生活品質，藉此使生活型態更為健康。為此，**最佳的實踐方式為落實特定的練習運動**，同時練習量、運動量、訓練時間表也都要恰如其分。

　　然而，傷害是可能預防的嗎？回答這個問題前，要先適當定義「預防傷害」；而這個詞在定義上會比乍看之下還要複雜。

傷害

「傷害」定義為特定結構受損，往往損及預期的功能。傷害通常是由身體與外部物體的相互作用所引起，如跌倒會使身體以可能受傷的方式接觸地面（外部物體），但傷害的原因，也可能是加速、減速、變向、短時間內過多比賽，或是身體沒有為比賽、活動或運動做好適當的準備等等。

傷害預防

所謂的「預防」，通常指阻止或防範某事發生，但也代表在事件發生之前減緩、阻礙或防止發生。因此，在定義上，**後續章節所探討的「預防傷害」係指在傷害發生之前降低其可能性**。本書不認為所有傷害都能加以避免，而是著重在受傷前展開特定訓練，並遵循適當的訓練和活動指引。若以此類積極方式來處理特定的風險因子，可確實預防某些傷害，並降低其他傷害的風險和嚴重程度。因此本書將依此論述的定義，持續使用「預防」一詞。

降低受傷率

無論是針對前十字韌帶（ACL）、腳踝或膕旁肌等特定的解剖結構，或是跑者、角力選手、足球員等特定專項運動的運動員，均有大量證據指出，透過傷害預防的計畫，確實可降低受傷風險。事實上，一些研究證實，參與這類計畫可減少受傷風險，幅度更高達 75%。針對已有研究探討的傷害預防計畫，列舉數例如下：

· 前十字韌帶（ACL）斷裂（Ardern 等人，2018；Petushek 等人，2019；Tanaka 等人，2020）

- 腳踝扭傷（Vuurberg 等人，2018）
- 膕旁肌拉傷（Ayala 等人，2019；van Dyk 等人，2019）
- 下背部拉傷（Shiri 等人，2018）
- 肩膀不穩定（Niederbracht 等人，2008）
- 腦震盪（Schneider 等人，2017）

　　這項研究另包括針對特定專項運動和活動的傷害預防計畫，例如：

- 投擲（Wilk 等人，2021）
- 跑步（Taddei 等人，2020；Warden 等人，2014）
- 足球（Crossley 等人，2020）
- 角力（Grindstaff 和 Potach，2006）
- 體操（Sands，2000）
- 舞蹈（Fuller 等人，2020）
- 籃球（Cherni 等人，2019）

　　以上計畫（連同其他多項計畫）已證明可降低受傷風險。此外，若干組織已發表本身的傷害預防計畫，其中多數預防重點為「前十字韌帶 ACL」，包括：

- 11+計畫（以前稱為「FIFA 11+」），發表單位為 FIFA 醫療網絡（FIFA Medical Network）
- Sportsmetrics 運動計量學計畫，發表單位為辛辛那提大學（University of Cincinnati）
- PEP（Prevent injury, Enhance Performance）傷害預防暨提高運動表現計畫，發表單位為聖塔莫尼卡運動醫學研究基金會（Santa Monica Sports Medicine Research Foundation）
- Knäkontroll 計畫
- Thrower's Ten 投擲者十項練習計畫，發表單位為美國運動醫學研究

所（American Sports Medicine Institute）

所有計畫通常都會建議針對肌力、增強式訓練（plyometric）、速度和敏捷度、彈性和有氧耐力練習，以這些項目的各種組合展開訓練。然而，其中在針對傷害預防的彈性訓練方面，訓練結果成效不一。

傷害發生率

一般建議所有運動員都要參加傷害預防計畫，特別是需要頻繁落地、減速和變向的運動員，如足球、籃球、美式足球和排球員等。在選手的受傷率上，這些專項運動往往高於其他單項。另外，棒球員肩肘受傷的風險較高，因此也建議棒球員展開傷害預防。尤其適用於投手和捕手，因為這兩個位置球員會需要大量、高速的投擲動作。

儘管在前十字韌帶受傷總數上，男性比例最高，但在足球和籃球等專項運動中，女性受傷的風險是同項目男性的六倍，這項受傷率數據不亞於男性足球員。因此，從這些數據來看，建議所有女性運動員和男性美式足球員更應特別展開前十字韌帶傷害預防計畫。尤其適用的女性選手為從事足球和籃球等高風險單項運動者。

參加計畫

然而，有近九成的運動員經詢問及是否有意願參加傷害預防計畫時（Martinez 等人，2017），僅不到兩成的運動員有執行過這類計畫。此外，僅不到 33% 的年輕足球教練讓旗下的運動員執行傷害預防計畫。關於為何未參加傷害預防計畫，曾提出的若干障礙如：

- **缺乏教育訓練：**在受過教育訓練的教練中，僅半數會讓旗下運動員執行計畫（Sugimoto 等人，2017）。

- **無充分認知**：僅 33% 的運動員認知到有這類計畫的存在（Tanaka，2020）。
- **時間不足**：雖然大多數計畫的執行時間不到 15 分鐘，但許多教練不願為此犧牲練習時間。

　　本章節的目的，是幫助讀者建立基本認知，了解傷害發生的原因、傷害預防計畫背後的原則，以及可用來降低受傷風險的一般傷害預防練習。就算有設計和執行這些訓練計畫，也不保證一定不會受傷，**但相信只要投入少量時間，便可顯著降低受傷風險**；而錦上添花的是，**運動表現想必也能更上層樓**。

　　為此，本書將針對傷害預防計畫的設計，說明可運用的一般生理和訓練原則。了解這些基本知識後，後續章節將詳述**可用於減少特定傷害風險的練習動作**，包括**該動作的模式、執行步驟、相關肌肉**，以及「**預防重點**」的說明，並強調該練習動作最能預防何種傷害。在每一項練習動作中，將搭配**三項圖示，分別對應三種模式：肌力訓練用的練習動作、增強式訓練用的練習動作，以及特訓用的練習動作**（見圖示），幫助讀者找出完全適用（或大致適用）的練習模式。適用的模式將以全彩加強顯示，未適用者則以淡色顯示。第 2 章會詳細說明以上三種練習動作的模式。

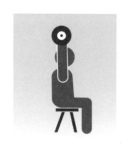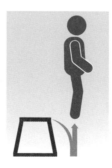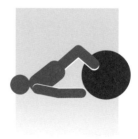

為協助理解，每一練習動作均附解剖圖，示範如何展開動作。但由於動作擺放在圖示上會有死角，可能無法在動作解剖圖中看到所有相關肌肉，因此只會將動到的肌肉列在各練習動作的單獨章節中。部分練習動作的圖示中，只在未動的肢體上可清楚看見肌肉；在這些圖示中，可看見肌肉的非動作肢體會出現標示，做出動作的肢體則無。此外，這類圖示以顏色深淺來顯示，用來指出每次動作練習所強調的主要和次要肌肉，以及結締組織。

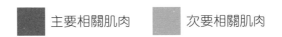

■ 主要相關肌肉　　■ 次要相關肌肉

本書最後一章將生理原則和訓練原則結合特定的練習動作，帶讀者認識如何設計傷害預防計畫，並且該章也會納入傷害預防計畫的一項示例。

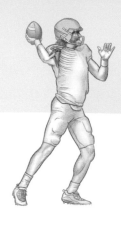

了解運動傷害

要預防傷害，必須仔細納入特定的練習動作、適當的強度、合適的技巧，以及完善的訓練實務。這些要素忽略其中之一，效果都可能打折。本書將針對特定的運動傷害，指出一般會有的發生情形，並針對這些傷害教導練習動作。而對於運動傷害培養基礎認知也很重要，才能藉此有效運用後續章節所介紹的策略。本書重點固然是針對專項運動的相關傷害，降低其風險，但其中許多原則也適用於其他活動，包括與運動、體適能甚至職業有關的活動。

傷害（injury）是相對容易了解的概念。簡單來說，傷害是特定結構受到損壞，通常指預期的功能受損。這項定義可從四部分探討：

1. **損壞**（damage）：表示結構的完整性已經改變（如斷裂或破裂）。
2. **特定結構**（specific structure）：指所涉及的解剖結構（如骨骼或肌腱）。
3. **受損**（impairs）：代表該結構不能再完全發揮其作用（如關節穩定性降低，或力的生成漸少）。
4. **功能**（function）：是為達到特定目標的任務（如跑步、爬樓梯）。

足球員的常見傷害是髖部屈肌拉傷。足球員射門時，髖部屈肌纖維（股直肌纖維最常見）可能會部分或完全撕裂。股直肌纖維的撕裂在定義上屬於**拉傷**（strain）。當拉傷時，股直肌通常仍可執行其於髖部彎

曲大腿的任務，但由於會引起疼痛，故股直肌所能生成的力往往會減少，進而降低射門速度。若參考前面對於**傷害**的定義：損壞方面是拉傷（或肌纖維撕裂），特定結構是股直肌，受損指的是力的生成減少，而功能指的是射門成功與否。

在定義或分類傷害時，方法之一是判斷所涉及的結構，以及造成該傷害的機制。部分傷害是所謂**外傷**（traumatic injury），為特定事件的結果；其他傷害則導因於**過度使用**（overuse），是長期發展的結果。這兩類的傷害都會發生，因為相關組織（如肌肉、韌帶、肌腱和骨骼）無法承受所面對的壓力。除非施加的壓力大於身體結構的最大承受度，否則壓力不一定會是問題。舉例來說，一次基本的臥推重複動作，會對動到的肌肉形成壓力（特別是對胸大肌、前三角肌和肱三頭肌），但多數人對這種壓力的耐受度良好，所以不會受傷。然而，假設有位舉重新手初次舉重時，就試著完成一次最大重複次數（RM），會發生什麼情況？又或者，如果有位經驗豐富的舉重選手，將平時的訓練量增加一倍，又會怎樣？第一個例子中，如果胸大肌未經訓練之下，又需承受超過其所能負荷的力，則可能產生外傷。第二個例子中，如果一段時間內的受力，超過胸大肌訓練時向來習慣的受力，則可能會產生過度使用的傷害（overuse injury）。

外傷

當身體結構於單一事件中承受的壓力（即力）超過其耐受度時，便會形成外傷。有時這些力來自外部（例如來自物體或對手接觸），有時來自內部（例如與肌肉接觸）。多數解剖結構都可能受到外傷，以下是若干常見的外傷：

· 腳踝扭傷的相關部位有外側（外部）韌帶纖維撕裂，通常發生在足部

朝向內側時（足內翻），且強度超過韌帶的承受度。

- 跟腱斷裂，即連接小腿主要蹠屈肌和腳後跟的纖維撕裂。發生在通過肌腱的力超過肌腱的承受度時。
- 當運動員跌倒時手臂伸直，傳遞的力超過骨骼所能承受的力時，橈骨可能會骨折。
- 肩部脫臼或脫位通常起因於運動員的肩部向前移動太多，此時進入的力大於肩盂唇的承受度（肩部軟骨的邊緣，具穩定作用）。
- 膕旁肌群常見的外傷通常是在肌肉已生成很大的力量之後，因為位置或速度（或兩者均有）之故，還要再出更多超出負荷的力氣時而導致外傷。

　　以上類型傷害的共同點，均為身體結構在特定事件中承受的力超過其耐受幅度。外傷可進一步分為直接接觸傷害、間接接觸傷害、非接觸傷害。這種外傷分類法的評估依據為發生的環境，以及力在整體系統中的生成方式。

直接接觸傷害

　　當身體結構受到直擊時，會形成直接接觸傷害。假設在玩美式足球時，球員甲形成跪著的姿勢，此時球員乙著地時踩到甲的腳踝，使甲在膝蓋固定不動的狀況下扭到小腿，這可能形成直接接觸的高位腳踝扭傷（high ankle sprain）。這種傷害起因於一種不同的機制，所涉及的韌帶也不同於一般常見的內翻踝關節扭傷（inversion ankle sprain）。另一種常見的直接接觸傷害則是骨折。以重量訓練為例，如果負重掉到腳上，便可能導致骨折。

間接接觸傷害

　　相對於直接接觸傷害，間接接觸傷害發生在與其他球員接觸，而未

直接碰到該接觸的身體結構時。舉例來說，若運動員右膝遭對手直接擊中後受傷，屬直接接觸傷害，但若運動員遭對手擊中肩膀，並在防備該肩擊時右膝受傷，則屬間接接觸傷害。

有兩種常見的間接接觸情形會導致受傷：

- 當運動員因為與其他運動員接觸時所做的反應而受傷。
- 當運動員在空中被推落地時受傷。

非接觸受傷

「非接觸受傷」顧名思義，發生於運動員任何部位均未碰到不同的物體或運動員時。舉例來說，若有位美式足球員高速奔跑時改變方向，腳踝內翻，便會形成非接觸的腳踝扭傷。而非接觸性骨折雖然不如接觸性骨折常見，但也可能發生：例如籃球員搶籃板球著地時，可能會小腿骨折。

前十字韌帶損傷

前十字韌帶（ACL）位於後十字韌帶（PCL）的前面（前側），並與其交叉（交會）。前述三大接觸類型的傷害，均可能導致 ACL 斷裂：

- **直接接觸**：膝蓋直接撞到其他運動員，使膝蓋推到會讓 ACL 斷裂的方向。
- **間接接觸**：和其他運動員產生碰撞，因防備該碰撞時 ACL 斷裂。
- **非接觸**：球員在減速或改變方向時做出向內的動作（外翻），此時膝蓋屈曲不足導致 ACL 斷裂。

雖說非接觸受傷實際上未和其他運動員有身體接觸，但並不代表沒有導致損傷的外力。受傷往往是運動員對特殊情況做出快速反應的結果。舉例來說，假設有位橄欖球員開始朝某方向加速，卻發現對手球員在該方向，此時試圖快速變向即可能會導致 ACL 斷裂。雖無身體接觸，但受傷原因可以說來自於與對手之間的互動。整體而言，這比「錯誤移動」（moving wrong）還更複雜。

過度使用的傷害

外傷是因為身體在一瞬間（a single instant）承受過大壓力所造成，而身體結構遇到無法長時間承受的壓力時，若未充分復元，就會發生過度使用的傷害。

韌帶

以棒球運動中的投球為例。棒球投手通常要在相對較短的時間內，投出數十顆高速運轉的球。為了高速投擲，上下半身的肌肉和周圍組織會催生出巨大的力（尤其是肩關節和肘關節周圍的肌肉和周圍組織）。如果是單次投球，或較長時間內投球並充分休息，則不太可能發生受傷，但投手通常在一場球賽中的投球數會達數十次，每局之間又只有 15 到 20 分鐘的休息時間，這可能會導致尺側副韌帶（UCL）等若干身體結構產生過度使用的傷害。目前日益普遍的湯米約翰（Tommy John）手術中，UCL 即是要處理的韌帶部位。出力大、投球數多、休息與復元時間相對短，結合以上各要素，便可能發生過度使用的傷害。

骨骼

　　跑步這項運動也容易造成過度使用傷害。平均來說，跑者每分鐘最多 200 步；跑步 30 分鐘合計 6,000 步。如果平均每週跑四天，總計會是 24,000 步。由於跑步週期的起步和落地過程中會用到多塊肌肉，因此這些肌肉的組織與其鄰近組織會承受更大的壓力。在跑步的例子中，與肌肉相鄰的組織是骨骼。而在步數、衝擊力，以及肌肉對骨骼的重複拉力等因子綜合影響之下，會導致脛骨的夾脛症或骨應力反應，甚至是應力性骨折。

肌腱

　　打籃球是另一種可能導致過度使用傷害的活動。籃球員中最常見的過度使用傷害，是所謂的「跳躍膝」。髕腱在結構上將大塊的股四頭肌連接至小腿，中間經過膝蓋骨，而「跳躍膝」便是發生在髕腱的一種肌腱病變。這部位的肌肉會幫助運動員跳躍，也會協助控制落地和減速。籃球中有許多抓籃板、跳投和快速變向的動作，不斷大量循環之下，會導致髕腱過度負荷，產生肌腱病變。

受傷風險的影響因子

　　本書的目標是降低受傷風險。為此，重點在於要先檢視傷害發生的原因。一旦有了相關知識，便能針對傷害的起因擬訂計畫，進而降低受傷的風險。要了解運動傷害的起因，會需要通盤分析各類專項運動選手所面對的力（force）、選手如何耐受這些力，以及與運動傷害普遍相關的技巧。除了常見原因之外，還有可能導致受傷的其他變數，例如計畫進度太趕（或太慢）、選手過去的運動經歷，甚至是運動員的體適能狀態。本書將逐一探討這些面向，並說明運動員受傷風險的影響因子。

力

簡單來說，力是一個身體對另一個身體的作用，例如對物體施加推力或拉力，以試圖改變其運動狀態。在人體中，這種力量是內外部動作阻力之間的相互作用——內部力量來自**體內**，目的是改變動作；而外部力量來自**體外**，是與外部環境互動的結果。

力必定是兩個以上物體之間的相互作用，因此，若無等量、相反的外力，便不可能有內力。為便於理解，通常會以「肌肉力量」（muscle force）一類的詞來單獨說明；不過，實際上這一直都是交互作用。

內力可以是一種反應（例如擠壓），但最常見的內力是肌肉張力；肌肉張力的生成是為了拉動骨骼，產生動作。另一類的內力是關節反作用力（joint reaction force），即鄰近身體區段之間骨頭對骨頭接觸時生成的力。關節反作用力代表身體區段之間傳遞的淨作用力；力的來源是肌肉、韌帶和骨頭之間的接觸力，接觸力的施加範圍會穿過關節。想像一下，籃球員跳躍落地時的膝蓋，當兩腳接觸地面時，與地面的相互作用會生成力，施加至球員身體上。當膝蓋彎曲，吸收這些力量時，股四頭肌會為了控制身體落地，而抗拒該彎曲動作。來自落地的屈曲衝量（flexion impulse）和來自股四頭肌的伸展衝量（extension impulse）相互作用，形成關節的反作用力。

外力牽涉到運動員與其體外（身體外部）物體之間的接觸，最常見的是重力，以及與其他物體／人之間的接觸。舉例來說，阻擋或擒抱對手時，會產生球員之間的身體接觸；游泳時腳踢壁面，游泳選手會碰到牆壁，並將力傳至壁面；跳躍落地時，運動員的腳會接觸地面。

當這些力中有任何一項超過接觸結構的承受度，便會形成傷害，例如：

- 肌肉中的張力過大，導致肌肉拉傷。
- 關節反作用力過大，導致軟骨損壞。
- 剪力過大，導致皮膚磨損。

技巧

　　技巧（technique）指的是一項特定動作的組織，且最終加以執行。雖然特定動作的執行方式沒有一定的對或錯，但由於身體對不同技巧的耐受力不一，所以有些技巧與傷害之間的關聯更加常見。例如：

- 過度外翻（往內）動作與 ACL 撕裂有關。
- 跑步時腳朝前著地，會導致踝關節部位壓力增加。
- 從側臂位置投擲，會增加手肘內側部位的壓力。

　　這些技巧不見得代表會發生傷害，精準來說，這些技巧僅與受傷發生率增加有關。

訓練的壓力

　　人體會透過許多方式，對訓練的壓力形成反應。為了達到提升運動表現等適應變化（adaptation）的目標進度，訓練時必定要增加訓練壓力，其中**最常見的方式是操縱訓練變因，例如訓練的量、強度、頻率和持續期間**。若訓練壓力未增加或幅度太少，運動表現的進步幅度會很小，或沒有進展。訓練的壓力若增加得過快，會拉高受傷風險。**增加壓力的時機和方式，應取決於運動員的能力，以及一年之中所處的時機點**（例如賽季時或休賽期）。因此，受傷風險的評估重點在於考量訓練的執行內容之外，同時確認訓練壓力的增加幅度。

體適能水準

　　研究界尚未確立從事運動的理想體適能水準。要從事運動，在肌

力、彈性、爆發力和有氧能力上，並沒有絕對的理想值作為先決條件。然而，依據本書作者的經驗（研究界也傾向同意這一點），運動員愈「健康」，受傷的可能性就愈小。並非所有專項運動都是如此，畢竟有些項目注重彈性，有些側重於爆發力；另外有些運動項目中，則是肌力愈強，運動員的表現愈好。這些變數中，每一項愈接近理想值，運動員受傷的可能性就愈小。

運動經驗

最後一項考量因子，是運動員的經驗多寡。人會在極特定的環境中，藉由複雜的學習機制，習得動作的解決方案。最自然的學習方式，便是透過運動員本身所從事的專項運動。換句話說，運動員若花費更多時間從事本身的專項運動，該專項運動的整體經歷不僅會有所成長，面對特殊賽況時，也能累積處理經驗。

回到前面探討運動傷害的例子：甲球員遇到突然現身的敵隊乙球員，遭乙擋住前進方向，結果甲受傷。如果甲從前多次遭遇類似情況，便可依據自己的豐富經驗預判出理想的反應。若先前無甚多經驗，則可能一籌莫展，不知道如何以有效、安全的反應方式來閃開乙的阻擋，藉此避免可能的傷害。運動的經驗愈多，遭遇的狀況愈多，更能提高活動的耐受程度，進而增強對於運動傷害的韌性。因此，妥善的傷害預防計畫中，必須納入「經常參加活動」這項要素。

後續章節將提供練習動作和策略，可用於減少運動員最常見的一些傷害。雖說有些受傷就是無法避免，但運動員提高面對運動傷害的韌性後，便能大幅減少傷害的風險。若能妥善運用力和訓練的壓力，多數運動員都能因此受益，使訓練成果臻於完善。

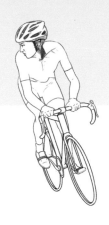

傷害預防的練習原則

2

在設計傷害預防計畫時，為確保參與者的安全和計畫的有效性，必須考量若干變數。要將傷害預防計畫妥善納入整體的訓練計畫，需投入大量時間，並充分理解內容。為運動員擬訂計畫時，**運動傷害的類型和練習原則是不可或缺的考量因素**。若能運用並遵循原則，將可最大幅度提升運動員的成功機會，同時減少受傷的可能性。前一章大致說明各類型的運動傷害，本章將討論練習動作的設計原則。本書所關注的**練習動作原則，包括肌肉收縮的類型、練習動作類型的選擇，以及人體學習動作的方式。**

在設計傷害預防計畫時，要選擇納入哪些練習動作，其中專項性原則（specificity）、超負荷原則（overload），以及漸進性原則（progression），可能會是最重要的考量因子。制訂者必須考量身體的動作方式之外，對於身體做出一般動作的時候，以及最易受傷的特定時候，也都要考量在這兩種情形中肌肉如何發揮功能。若運動員未感受到超負荷，則不會產生適應變化。若練習和負荷未隨訓練的複雜度或重量而增加，運動員就會停滯不前，無法形成適應變化。因此，本書在設計傷害預防方案時，目標是針對身體的需求類型，帶來該類型特有的某種改變或適應變化，**這稱為「特定適應性需求強化原則」，簡稱 SAID 原則**（specific adaptation to imposed demands, SAID）。如果目標是跑得

更快，應將快跑納入訓練計畫；如果目標是跳得更高，則應將跳躍納入訓練計畫。

動作說明

要分析專項運動的動作，並運用練習動作來協助降低受傷風險，重點在於理解動作的相關術語。所有專項運動在功能上，都會涉及人體關節的協調動作。這種動作由肌肉收縮，進行有意的控制（purposely controlled）。當這些收縮使關節產生移動，該動作又遇到阻力時，所形成的力稱為力矩（torque）。圖 2.1 將說明最常見的關節動作。

腕——縱向面
[屈曲]
練習動作：手腕彎曲
專項運動：籃球罰球
[伸展]
練習動作：手腕伸展
專項運動：美式壁球反手拍

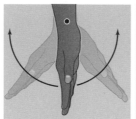

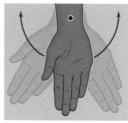

腕——前方
[尺側偏移]
練習動作：尺側偏移手腕彎曲
專項運動：棒球揮棒
[橈側偏移]
練習動作：橈側偏移手腕彎曲
專項運動：高爾夫上桿

肘——縱向面
[屈曲]
練習動作：二頭肌彎舉
專項運動：保齡球
[伸展]
練習動作：三頭肌下推
專項運動：鉛球

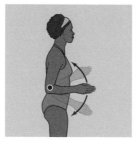

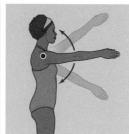

肩——縱向面
[屈曲]
練習動作：前肩抬高
專項運動：拳擊上勾拳
[伸展]
練習動作：中握距坐姿划船
專項運動：游泳自由式

圖 2.1 專項運動中常見的關節動作
Adapted by permission from E.A. Harman, M. Johnson, and P.N. Frykman, "A Movement-Oriented Approach to Exercise Prescription," NSCA Journal 14, no. 1 (1992): 47-54.

肩——前方

內收
練習動作：寬握滑輪下拉
專項運動：游泳蛙式

外展
練習動作：寬握肩推
專項運動：跳板跳水

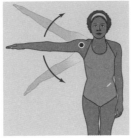

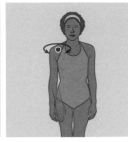

肩——橫向或水平

內旋
練習動作：以彈力帶內旋
專項運動：棒球投球

外旋
練習動作：以彈力帶外旋
專項運動：武術動作

肩——橫向或水平
（上臂與軀幹成 90°）

內收
練習動作：啞鈴飛鳥
專項運動：網球正手拍

外展
練習動作：彎腰側平舉
專項運動：網球反手拍

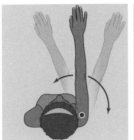

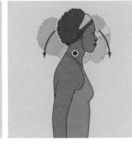

頸——縱向面

屈曲
練習動作：頸部訓練機
專項運動：翻跟斗

伸展
練習動作：動態後向橋式
專項運動：後空翻

頸——橫向或水平

左旋
練習動作：徒手協助阻力
專項運動：角力動作

右旋
練習動作：徒手協助阻力
專項運動：角力動作

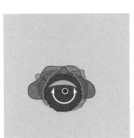

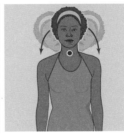

頸——前方

左傾斜
練習動作：頸部訓練機
專項運動：曲道滑雪

右傾斜
練習動作：頸部訓練機
專項運動：曲道滑雪

下背部——縱向面

屈曲
練習動作：仰臥起坐
專項運動：標槍投擲後的跟
進動作

伸展
練習動作：俯臥背部挺伸
專項運動：後空翻

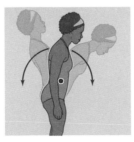

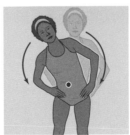

下背部——前方

左傾斜
練習動作：藥球過頭勾手投擲
專項運動：體操側空翻

右傾斜
練習動作：側彎
專項運動：籃球勾射

下背部——橫向或水平

左旋

練習動作：藥球側拋
專項運動：棒球擊球

右旋

練習動作：身體旋轉訓練機
專項運動：高爾夫揮桿

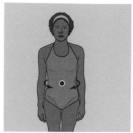
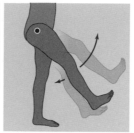

髖——縱向面

屈曲

練習動作：抬腿
專項運動：美式足球棄踢

伸展

練習動作：背蹲舉
專項運動：跳遠起步

髖——前方

內收

練習動作：站立內收訓練機
專項運動：足球側步

外展

練習動作：站立外展訓練機
專項運動：曲棍球滑冰

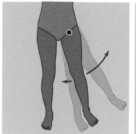
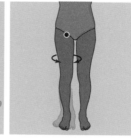

髖——橫向

內旋

練習動作：阻力內旋
專項運動：籃球中樞腳動作

外旋

練習動作：阻力外旋
專項運動：花式滑冰轉身

髖——橫向或水平
（上臂與軀幹成 90°）

內收

練習動作：內收訓練機
專項運動：空手道內掃

外展

練習動作：坐姿外展訓練機
專項運動：角力逃脫

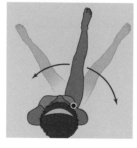
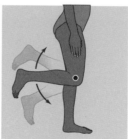

膝——縱向面

屈曲

練習動作：抗力球膕旁肌彎曲
專項運動：跳水抱膝

伸展

練習動作：腿部伸展
專項運動：排球攔網

踝——縱向面

足背屈

練習動作：阻力足踝背屈
專項運動：跑步

蹠屈

練習動作：小腿（腳跟）抬高
專項運動：跳高

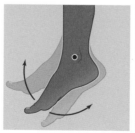
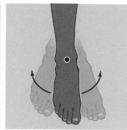

踝——前方

內翻

練習動作：阻力內翻
專項運動：足球變向

外翻

練習動作：阻力外翻
專項運動：競速滑冰

肌肉和動作

　　為了說明肌肉和動作之間的關係，本書將探討三大用途，這些用途各自獨立，卻又息息相關。其中將特別討論肌肉的功能、肌肉的動作，以及肌肉的收縮速度。

肌肉功能

　　肌肉的功能，正說明了其因應外部刺激的方式（註：肌肉的功能和作用之間有著細微差別，但這兩個詞彙仍於本書中交替使用）。決定肌肉功能的因素有兩個：力的生成與動作。肌肉收縮時會生成力，這個力有時會產生動作（例如跳起），有時會抵抗動作（如落地時減速），有時則會保持在同一位置（如體操中的吊環十字支撐動作）。力的生成以及相關的動作類型稱為肌肉收縮或動作（muscle contraction or action），但對這項定義而言，肌肉的力和動作類型兩者均是重點。如果陪練員將運動員的手肘彎曲，而該運動員沒有協助出力，這只是一種被動動作（passive movement）。儘管「**肌肉收縮**」（收縮是指縮短）相對於「**肌肉動作**」來說，兩個詞彙之間的用法有些爭論，但為方便閱讀和理解，本書將使用肌肉收縮一詞。

　　動作的目標不同，肌肉的作用也不同，有的是產生動作，有的是抵抗動作。本書將討論的三種作用是作用肌、拮抗肌和穩定肌。作用肌（agonist）即特定動作的原動肌（prime mover）。用啞鈴二頭肌彎舉為例，以肱肌和肱二頭肌為主的手臂肌肉就是作用肌，由這個部位的肌肉生成力量，產生動作。拮抗肌（antagonist）會抵抗特定的動作。在啞鈴二頭肌彎舉的例子中，肱三頭肌是拮抗肌群。穩定肌（stabilizer）則有助於保持身形端正，才能執行動作。在啞鈴二頭肌彎舉的例子中，以三角肌和旋轉袖肌群為主的肩部肌肉負責保持肩膀齊平，使手肘產生動作。

肌肉動作

肌肉動作說明的是肌肉收縮時所發生的情形。如前所述，所有肌肉收縮都會生成力量。肌肉收縮分為三種主要類型，指的是生成力時所形成的動作類型：向心、離心和等長收縮。

向心收縮

向心肌肉收縮是指牽涉到**肌肉縮短**的肌肉動作。向心收縮時，肌纖維會縮短，使纖維的末端靠得更近。這種向心動作的結果是關節處產生動作。向心肌肉的收縮，不難想成是產生動作。在啞鈴二頭肌彎舉的動作中，向上移動時，手臂的前方肌肉（主要是肱肌和肱二頭肌）會以向心方式來彎曲手肘，將啞鈴提起。此時，手臂肌肉產生的內力會大於啞鈴外部阻力產生的外力，才能舉起啞鈴。而以騎自行車為例，本質上是幾乎屬於完全向心的一種活動。

離心收縮

離心肌肉收縮是指牽涉到**肌肉拉長**的肌肉動作。在離心收縮期間，肌纖維會變長，且纖維的末端移動得更遠。不難想像離心肌肉收縮是一種抵抗動作。在做啞鈴二頭肌彎舉中的向下動作時，手臂的同部位前方肌肉會處於離心狀態，以抵抗手肘的伸展，藉此將啞鈴慢慢放低。此時，手臂肌肉產生的內力較小，小於啞鈴阻力所生成的外力，啞鈴於是能放低。而以跳躍落地來說，本質上也是完全離心的動作。投擲棒球或壘球也需要離心肌肉動作。放球後，位於肩膀後方的肌肉（棘下肌、小圓肌、後三角肌、菱形肌）會以離心的方式動作，以減緩手臂的動能。

練習動作若包含離心收縮，有兩大好處：提高對離心運動的耐受度，這是肌肉的一種「傷害防護」，並提升離心收縮在減速中發揮的作用。首先，進行離心動作時常會產生一種現象，稱為**延遲性肌肉痠痛**

（DOMS）。DOMS 過程中，肌纖維些微撕裂，這會在運動 48 小時後引起腫脹和疼痛。持續進行離心運動是一種提高對該類動作或活動耐受性的策略。下坡跑步是一個很好的例子：股四頭肌離心收縮可使身體煞車，減慢下坡速度，跑者往往因此大腿前方明顯痠痛。不過，如果反覆進行，跑者對這種肌肉收縮的耐受度會增加，往後可能較不會痠痛。

此外，肌肉在減速運動時，會以離心方式發揮作用。多數的專項運動中，運動員都要一直停止、開始、減速和變向，其中在停止和變向的時候常會受傷。在停止和變向的過程中，相關肌肉會產生離心動作，減慢或停止運動員的動作（即動能），之後再以向心方式開始再次動作。由於動能（momentum）是質量（mass）和速度（velocity）的乘積，所以較大型或快速的物體，都會需要更大的力才能減速或停止。如果能透過離心肌肉的動作，訓練肌肉用更有效率的方式使身體減速，便能降低受傷的風險。

等長收縮

等長肌肉收縮在動作時，所需用到的肌肉基本上會保持相同長度。在等長收縮期間，肌纖維保持動作，但纖維末端彼此之間維持等距。不難想像的是，等長肌肉收縮是一種**維持**（maintain）位置的收縮型態。舉例來說，若運動員在啞鈴二頭肌彎舉的某個階段中暫停並維持啞鈴不動，則前臂的肌肉會等長收縮，以保持手肘位置。此時，手臂肌肉所產生的內力，相等於啞鈴阻力所產生的外力，而啞鈴維持靜止。棒式（plank）運動在維持撐體時，本質上也是一種幾乎完全等長肌肉活動的例子。

收縮速度

肌肉收縮可以是緩慢且可控制的，但快速動作時肌肉也會收縮。在設計傷害預防的練習動作時，運動員在運動過程中肌肉收縮的速度，會是重要的考量因子。以投球為例，這是一項多階段動作，通常可歸納為

快速作用肌離心收縮，再來是快速作用肌向心收縮，最後是快速拮抗肌離心收縮。以減少投擲相關傷害為目標的訓練內容中，應考量前述快速動作；如果只為投擲的運動員提供慢速練習，肌力會增加，但不會是該運動員所特別需要進步的肌肉收縮類型。

針對以爆發力生成為主的動作，也有需要特殊考量的要素。在三大類型的肌肉收縮中，運動員的動作通常較慢且受到控制。與此相反，在爆發性的收縮時，運動員以最大的向心加速度產生動作。雖然這種肌肉收縮的最大速度可以在靜止狀態下形成，但通常會先產生離心收縮。此外，未動作時，可能會形成爆炸性的肌肉收縮。

然而，不難將爆發性的肌肉收縮看作是一種極快的加速（accelerating rapidly）。如果在做啞鈴二頭肌彎舉時，運動員盡可能又快、又大力地舉起啞鈴，那麼會是一種爆發性的肌肉收縮：前臂肌肉快速形成內力，強度大於啞鈴阻力產生的外力，進而產生快速的動能變化。不過，啞鈴二頭肌彎舉這項動作，並非爆發性肌肉收縮的常見運用方式；爆發性肌肉收縮更常見於跳躍、切入和投擲，這些活動需要快速產生力，藉此形成（並抵抗）大量、快速的動能變化。

動作學習

要學習達成一項動作的目標，會是個複雜的過程，其中運動員要與周圍的實體世界之間不斷互動，嘗試並從錯誤中學習，這個過程通常稱為動作學習（motor learning）。在運動員體內，神經系統和肌肉骨骼系統之間有個複雜的介面，其中蘊含細緻的可能解決方案，數量幾近無限。因此，要達到一項動作任務，甲選

手的最佳方案可能不同於乙選手。

　　理想的訓練策略可能是操控環境，鼓勵每位運動員探索並找到自己的最佳解決方案。若要為每位獨一無二選手打造理想的訓練環境，了解基本的生物力學原理、訓練模式和從事活動會是關鍵要素。

生物力學原理

　　制訂傷害預防計畫的關鍵，在於有效掌握生物力學原理的許多原則。在分析運動的動作時，最常關注的是力的施加方式。有時快速施力會產生動作（發力率），有時力會長時間保持（肌耐力），有時則需要減慢動作（減速）。考量這些運動應用的最簡單方式，是評估推動固定物件時，隨時間變化所產生的力，以及隨之形成的「力—時曲線」（force-time curve）（衝量；見圖 2.2）。

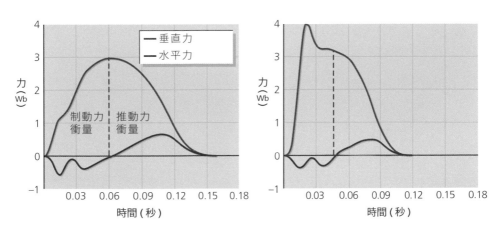

圖 2.2 力—時曲線

Reprinted by permission from B.H. Deweese and S. Nimphius, "Program Design and Technique for Speed and Agility Training," in Essentials of Strength Training and Conditioning, 4th ed., edited for the National Strength and Conditioning Association by G.G. Haff and N.T. Triplett (Champaign, IL: Human Kinetics, 2016), 524.

力

力是一個物體對其他物體的推力或拉力，推拉之間往往會導致該物體的靜止或運動狀態發生變化。換句話說，力會產生動能的變化。身體會感受的力有許多類型，有些是內部的力，如肌肉的拉力，或是骨骼的勁度（stiffness）；有些是外部的力，如跑步時與地面間的摩擦，或是著地時的衝擊。峰值力（peak force）由「力—時曲線」上達到的最高點表示。

發力率

發力率（rate of force development，RFD）指的是力的形成速度，由「力—時曲線」上任何特定點的斜率表示。RFD 可提供兩種不同的意義：一為運動員的爆發力指標，RFD 愈大，爆發力愈大；一為評估運動員能承受的壓力。具體來說，運動員透過肌肉收縮產生內力的速度愈快，則對於快速形成的外力，所能承受外力值就愈大。

衝量

衝量（impulse）是隨時間產生的力，由「力—時曲線」下的面積表示。在特定時間內可形成的衝量，會限制在該相同時間內所能改變的動能。在落地、切入等專項運動會有的動作中，可用於形成衝量的時間極短。若運動員能形成很高的峰值力，但並非處於可利用的時段內，則所形成的動能變化會無法帶來預期中的好處。因此，在適當的時間長短之下施加適量的力，衝量便是結合這兩項因素的評估指標。

肌耐力

在長時間內形成一定程度的力，這樣的能力稱為肌耐力（strength endurance）。在專項運動和練習動作中，運動員往往必須長時間維持

同一姿勢，例如棒式撐體，或是體操的吊環十字支撐動作。肌耐力的變化包括速度耐力（如要長時間保持跑步速度的中距離跑者），以及爆發耐力（如籃球中鋒搶籃板球等動作會產生的長時間反覆爆發性肌肉收縮）。

減速

一如先前章節所探討的內容，減速是身體迅速減速的過程。減速最常見於必須立即（或逐漸）停止或頻繁變向的專項運動。減速會需要肌肉大幅度產生離心收縮，通常發生在很短的時間內，目的是協助因應這種動能的快速變化。

練習動作的模式

制訂計畫時，可納入若干不同類型或模式的動作。練習動作的模式可分為多種，但本書重點放在練習動作的五種模式：肌力、增強式訓練、速度和敏捷度、彈性，以及有氧耐力的訓練。在說明文字中，將針對各練習動作，提供該動作模式的細節。

肌力訓練

肌力訓練：相近的術語有阻力訓練、重量訓練或舉重，目的是利用阻力來增加特定肌肉的力量。有時阻力就只是重力，如自身體重動作（bodyweight exercise）；有時阻力可能是外部重量，如啞鈴或槓鈴。啞鈴過頭肩推和自體深蹲是兩種常見的肌力訓練動作。

肌力訓練通常會以緩慢、受到控制的動作進行，但某些肌力訓練的動作是幫助運動員達成特定的目標，上搏（power clean）是其中一例。這個動作要以快速、有力的方式，將槓鈴從地面舉到肩膀。肌力訓練是

多數傷害預防計畫的基礎，原因在於這種訓練相對容易進行，且得到多項研究型試驗的支持。

增強式訓練

增強式訓練是透過練習動作，盡可能在短時間內產生最大的力。所有增強式訓練都和伸展縮短循環（stretch shortening cycle，SSC）有關。SSC 在順序上有三階段：離心期（eccentric）、轉換期（amortization）、向心期（concentric）。第一階段的離心期中，相關肌肉會快速伸展。在這個快速伸展的過程內，能量儲存在肌腱結構的彈性組成（elastic component）之中，刺激牽張反射（stretch reflex）。

下一個階段為轉換期，理想上會是三大階段中最短的階段。本階段實際上是一個短暫停的期間，讓反射的神經訊號在對作用肌的肌群發送訊號前，先於脊髓內傳遞訊息。最後階段的向心期則是前兩個階段的成果。此時儲存於彈性組成中的能量釋出，來自脊髓反射的神經訊號到達肌肉。以上這兩個單位的結果（即所儲存的彈性能量釋出，以及脊髓反射）會使力增加，其提升幅度會高於單純收縮所提升的力。這三大階段都必須發生，才能稱為增強式訓練。由於跳箱會經歷 SSC 全部三大階段，因此跳箱是一種常見的增強式練習，而跳躍後落地不是增強式練習，原因在於基本上離心階段是其中唯一的 SSC 階段。若干研究型試驗的結果均支持將增強式訓練作為傷害預防策略，可將其納入多數傷害預防的計畫中，其中特別適用於預防 ACL 和腳踝受傷的計畫。

特殊訓練

許多練習動作無法簡單歸類為肌力或增強式訓練，本書稱之為特殊訓練，係針對選手所從事的專項運動或所屬的位置。這類特殊練習可細分為三種訓練類型：速度與敏捷度、彈性，以及有氧耐力。

速度和敏捷度的訓練

速度的訓練會透過練習動作來提升運動員在動作上的速度，而敏捷度的訓練則是以練習動作來改善運動員的變向能力，通常指的是因應防守者等外部刺激。兩種訓練模式都會運用到快速加速，以及盡可能在最短時間內形成最大的力（即 RFD）。速度和敏捷度的訓練可直接應用於許多專項運動與身體部位的傷害預防；以速度訓練來說，應可作為膕旁肌傷害預防計畫的主軸，敏捷度的練習則適用於所有的下肢傷害預防計畫。

彈性訓練

彈性一般定義為關節的運動範圍。然而，本書的見解是：單單只探討運動範圍，不足以說明運動過程中的彈性，因此本書還會針對肌肉、肌腱和其他組織的延展性（即被伸展的能力）進行評估。以一字馬劈腿為例：多數人都具備一字馬所需要的髖部關節活動範圍，卻做不來這項動作。原因並非運動範圍不夠，組織的延展性才是關鍵，特別是前腳的膕旁肌，以及後腳的髖部屈肌。而彈性訓練就是透過練習動作，將運動範圍和組織（主要是肌肉）的延展性提升至最大幅度。

最常見的兩種伸展類型是靜態伸展和動態伸展，兩者均能提高彈性。靜態伸展本質上是被動的，是需要長時間保持伸展的姿勢；動態伸展則指伸展時主動做出的動作。兩者都常用於賽前熱身和賽後放鬆，卻也都有若干爭議。靜態伸展已證明可在伸展後短時間內顯著降低爆發力的形成（Opplert 和 Babault，2018；Sa 等人，2015 年；Yamaguchi 等人，2006）。此外，少有研究支持以靜態或動態伸展來預防受傷（Gremion，2005；Witvrouw 等人，2004）。

有氧耐力訓練

　　在設計上，有氧耐力訓練（也稱為心血管或心肺訓練）的目的是改善心血管和呼吸系統的功能。有些測量項目可看出改善幅度，如心輸出量、血壓，以及每分鐘通氣量，但最常用的評估項目是最大攝氧量（$\dot{V}O_2$ max），也就是運動時體內細胞能使用的最大氧氣量。許多訓練法可用於提高 $\dot{V}O_2$ max，包括不同模式的長時間慢速訓練（LSD）、節奏和間歇訓練，如跑步、騎自行車、游泳。由於疲勞已視為運動傷害的因子，有些人會建議運動員在疲勞狀態下訓練來解決疲勞問題，但提高整體有氧耐力，以減少疲勞的可能性和強度，可能會是更好的策略。

從事身體活動

　　運動員長時間（數週或數月）從事身體活動，可能可以降低受傷的風險。長時間暴露在訓練和專項運動練習的身體壓力之下，是傷害預防訓練的重要環節。以各大學或職業運動為例，各運動員都在休賽季訓練（訓練活動），接著參加季前練習營（練習活動）。這些活動若能搭配參加，對於準備賽事和競技的運動員來說，會是一項重點。

　　針對前述從事活動的策略，近年來有個評估項目可用來說明其中好處，為「急慢性訓練量比」（ACWR）（Gabbett 等人，2019；Johansson 等人，2022）。ACWR 會針對已進行的近期訓練內容，與長期訓練內容相較，探討兩者之間的關係（近期內容如過去一週，即急性訓練負荷；長期內容如過去一個月，即慢性訓練負荷）。據 ACWR 假設，若急性訓練負荷的增加與長期訓練內容過多相關，受傷風險就會增加。雖然至今已有數篇文章探討相關主題，但在該數據指標的好處方面，各研究呈現結果不一，無法證實存在某種特定比例，可一體適用所有運動員。不過，本書大致認為：運動員長時間以來所從事的訓練量愈大，受

傷的可能性就愈小。

　　制訂傷害預防計畫時，必須了解動作原理，才能為從事運動的運動員帶來最佳結果。練習內容應該與特定專項運動或活動的動作有某些相似之處，且運用的肌肉也應是執行相似功能的肌肉。設計者必須納入各式各樣的動作類型，教導的方式也必須能使動作成功率達到最高。將這些要素都加以搭配，會是設計傷害預防計畫的樂趣所在！後續章節將針對特定的傷害預防動作，同時說明相關的特定肌肉解剖結構，以及肌肉收縮的類型。而最重要的是，每項練習動作都會特別提出可用於預防哪種運動傷害。

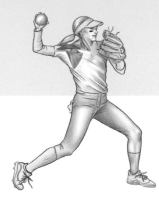

頭、頸和肩

頭部、頸部和肩部受傷在運動中常見。雖然這些傷害息息相關且相互依存，為便於理解，本章將這些部位傷害的討論分為兩個概括性區域：頭頸部（統稱）和肩部。兩區將分開討論，並一一介紹相關的常見傷害。

頭頸部

有數種傷害可能會影響頭部和頸部，但本書主要關注兩種更常見的傷害：腦震盪與頸部（脖子）肌肉拉傷。不同的兩種傷害之所以歸為一類，原因在於本章探討的肌肉強化練習，均頗為應對這兩類傷害。透過強化這些肌肉，頸部會變得更加穩定，且更能承受負荷，腦震盪和頸部肌肉拉傷的風險也會降低。

腦震盪

腦震盪是輕微的創傷性腦損傷，通常發生在頭部撞擊之後；這種衝擊會導致腦在頭顱內移動，並撞擊頭顱的兩側。雖然沒有針對腦震盪的診斷檢測，但發生腦震盪的運動員可能會產生各類症狀，包括：

- 頭痛
- 心智過程受損
- 易怒

- 健忘
- 難以集中注意力
- 意識喪失
- 噁心
- 睡眠障礙

頸部肌肉拉傷

　　頸部肌肉拉傷是頸部肌肉產生小型撕裂傷，通常發生在極端動作範圍或過度壓力（過度使用或單次過度負荷事件，兩者其一）之下，而動到頸部時。運動員頸部肌肉拉傷，通常會出現一般頸部疼痛或僵硬、肩部或上背部疼痛、肌肉痙攣或頭痛等症狀，這些症狀通常從頸部的底部區域開始。在少數情況下，運動員會產生上肢麻木和刺痛感。

肩部

　　肩部是軀幹和手臂之間的關節。肩部的動作主要透過軀幹，以及胸帶（pectoral girdle）和手臂骨骼之間運作前、後方肌肉組合來完成。肩膀是體內最靈活的關節之一，可幫助人體搬東西、丟球、游泳，以及將手伸過頭頂和伸到背後等。要完成這些任務，必須要有數塊肌肉形成適當的力，提高肩關節的穩定性。實際上，肩部由四大關節組成：即肩盂肱骨關節、胸鎖關節、肩鎖關節、肩胛胸廓關節。

- **肩盂肱骨關節：**這是多數人認知中的「肩膀」關節。肩盂肱骨關節是肩胛骨的肩臼和肱骨頭（head of the humerus）之間的關節。不妨將之理解為球在球窩內的相互作用（球窩為凹處，其他物體在其中移動）。在解剖學上，球是肱骨頭，球窩是肩臼（見圖 3.1）。然而，要正常運作，下列三處關節必須發揮作用。

- **胸鎖關節：**胸鎖關節可做出輕微動作，是位於鎖骨內側和胸骨上部之間的關節。
- **肩鎖關節：**肩鎖關節（有時稱為 AC 關節）也可做出輕微動作，是鎖骨側面和肩胛骨一部分之間的關節，稱為肩峰。
- **肩胛胸廓關節：**肩胛胸廓關節不算真正的關節；相反地，是肩胛骨前方表面和後胸壁之間的功能性關節。

　　肩部存在大量關節，代表會需要大量動作上的協調，因此受傷的可能性也較高。此外，由於會影響到不同類型的關節，所以會發生各種傷害。

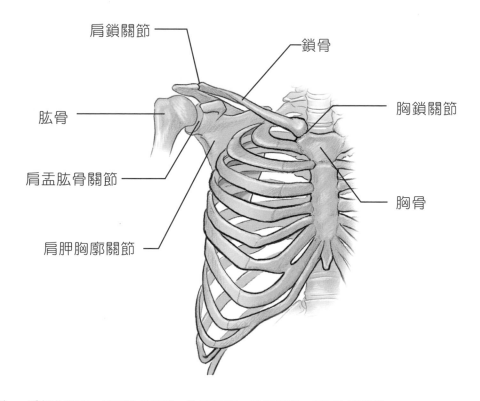

圖 3.1 肩部各關節：肩盂肱骨關節、胸鎖關節、肩鎖關節、肩胛胸廓關節

肩關節夾擠

　　一般認為肩關節夾擠（shoulder impingement）的形成時機是手臂（肱骨）抬高導致肱骨頭往上移動，進而減少肩峰和肱骨頭之間的空間。然而，針對此舉會產生疼痛的見解，近來有提出爭論。部分質疑動作的過程中是否會出現「夾痛」（pinching）；如果是，又是否確實會導致疼痛。這很可能存在其他原因，並影響到其他結構。對肩峰下疼痛的其他派見解還有旋轉袖肌肌肉的肌腱病變，或僅僅是敏感性增加。

旋轉袖肌拉傷

　　旋轉袖肌是一組肌群，由棘上肌、棘下肌、小圓肌和肩胛下肌等四塊肌肉和肌腱形成，協助將肱骨頭保持在肩臼的中央（見圖 3.2）。旋轉袖肌的肌腱在前方、上方和後方環繞肱骨頭，成為實質上的「動態韌帶」（dynamic ligament），可提高肩盂肱骨關節的穩定性。相較於球（肱骨頭）的大小，肩關節的球窩（肩臼）非常小且淺。旋轉袖肌肌肉用於將肱骨頭向內側拉入肩臼，提供大部分用於抵抗關節分離（分開）的力。這些肌肉主動收縮之下，關節處會產生動作。依肩盂肱骨關節的方向（orientation）而定，所有旋轉袖肌肌肉均能使肱骨旋轉。

　　根據定義，拉傷是肌纖維撕裂。有時這種撕裂是輕微的（I 級），有時則是完全斷裂（III 級），有時介於兩者之間（II 級）。任何旋轉袖肌肌肉都可能拉傷，原因通常是過度使用。最常拉傷的旋轉袖肌肌腱是棘上肌。

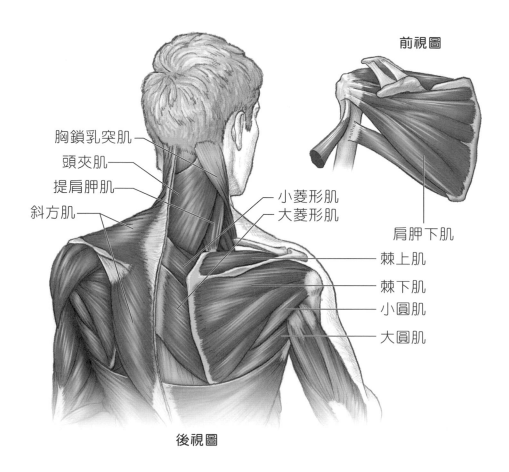

前視圖

胸鎖乳突肌

頭夾肌

提肩胛肌

斜方肌

小菱形肌
大菱形肌

肩胛下肌

棘上肌

棘下肌

小圓肌

大圓肌

後視圖

圖 3.2 旋轉袖肌的肌肉,以及穩定肌肉組織的肩胛骨。

肩前不穩定

　　組成肩關節的四大關節中(見圖 3.1),最容易出現不穩的關節是肩盂肱骨關節。該處關節不穩定,會導致肩關節脫臼或脫位,這代表肱骨頭不再位於肩臼之中。這種錯位的患部通常是在前方,但也可能位於任何方向。

頸部肌肉等長收縮練習 —— 屈曲
CERVICAL ISOMETRIC —— FLEXION

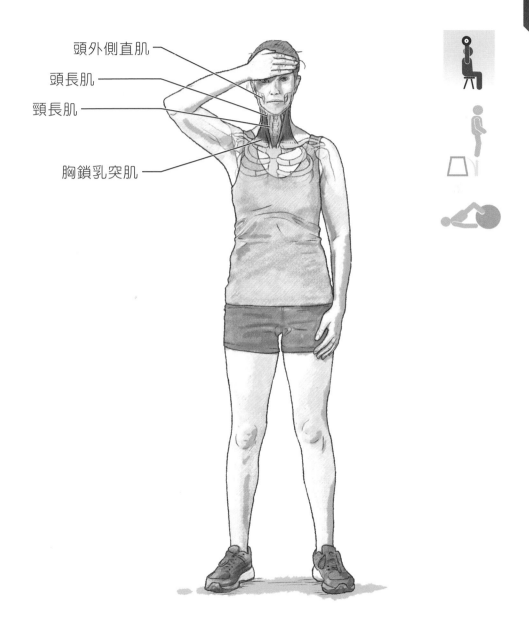

頭外側直肌

頭長肌

頸長肌

胸鎖乳突肌

動作拆解

❶ 要端正身形，先將頭部擺平，直視正前方。將一隻手放在額頭上作為阻力。

❷ 手持續放在額頭上，試著將下巴向胸部傾斜。額頭上的手會阻止這項動作，使頸部肌肉等長收縮。可以在舒適的範圍盡可能用力推動。

❸ 保持阻力 5 秒鐘，然後放鬆。

相關肌肉

· 主要：胸鎖乳突肌
· 次要：頭長肌、頸長肌、頭前直肌、頭外側直肌

預防重點

　　頸屈肌功能發生障礙時，頸部會疼痛，且功能（或甚至認知）會下降。運用頸部肌肉會提高頸部的穩定性和控制力，進而影響整體功能。這些肌肉耐力在日常和運動的目標動作中都很重要。

　　對於同時支撐頭、頸部的整體結構，由於很難只挑出單一肌肉，因此要提升這個區域的功能，訓練時通常會練到多塊肌肉。書中的練習動作均有助於提升所提及的肌肉，藉此提高頸部穩定性，降低腦震盪和頸椎肌肉拉傷的風險。

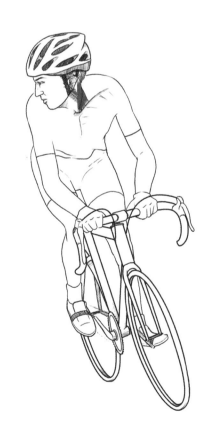

頸部肌肉的等長收縮練習，可防止許多專項運動中的運動傷害。

- 公路自由車會對所有頸部肌肉造成壓力，但由於車手多數時間頸部均處於伸展狀態，因此頸部伸展肌（cervical extender）的肌耐力很重要。然而，如果只注重在這上面的訓練，頸部的其他肌肉（例如胸鎖乳突肌）就會相對訓練不足，進而導致疼痛和功能障礙。

- 角力選手的脖子會產生極端的屈曲、伸展、側彎和旋轉，因此，頸部各側的肌肉都要夠強壯，才能耐受困難的位置擺動，又不傷及頸椎。

- 無論任何位置，美式足球員都要靠頸部肌肉的力量來承受這項運動會帶來的衝擊和重壓，尤其是擒抱。擒抱時，頭頸部會有極高的可能性突然往意想不到的方向移動。即使改變規則，並且重點式保護頭頸部，但由於每一波攻防均有高度不可預測性，也無法完全保護球員。因此對於足球員來說，加強頸椎周圍的肌肉會是降低受傷風險的一大重點。

- 賽車的人氣度雖不及其他專項運動，但也必須特別著墨。賽車手的頸部肌肉必須夠強，才能承受長時間的高度壓力。每次比賽中，賽車手平均會承受 4 至 5G（代表重力的四到五倍），在急轉彎、急剎車和快速加速時更可能超過 8G 之譜。

變化型

頸部肌肉等長收縮練習——伸展 Cervical Isometric—Extension

要端正身形，先將頭部擺平，直視正前方。將一隻手放在頭部後方作為阻力。

手持續放在頭後方，試著看天花板。後方的手會去阻止這項動作，使頸部肌肉等長收縮。可以在舒適的範圍盡可能用力推動。

保持阻力 5 秒鐘，然後放鬆。這項變化動作所需用到的肌肉和用於屈曲的肌肉不同；具體來說，頭夾肌和頭半棘肌是主要肌肉，由斜方肌輔助。

頸部肌肉等長收縮練習 —— 側彎 Cervical Isometric—Side Bending

要端正身形，先將頭部擺平，直視正前方。將一隻手放在頭的一側，就放在耳朵前面，作為阻力。

手持續放在頭的一側，試著將頭向該側的肩膀傾斜。放在頭部一側的手去阻止這項動作，使頸部肌肉等長收縮。可以在舒適的範圍盡可能用力推動。

保持阻力 5 秒鐘，然後放鬆。這項變化動作所需用到的肌肉，和用於屈曲的肌肉相似；具體來說，胸鎖乳突肌是主要肌肉，由頭夾肌、頸夾肌和斜角肌（前、中、後）輔助。

伏地挺身合併肩膀前凸
PUSH-UP WITH PLUS

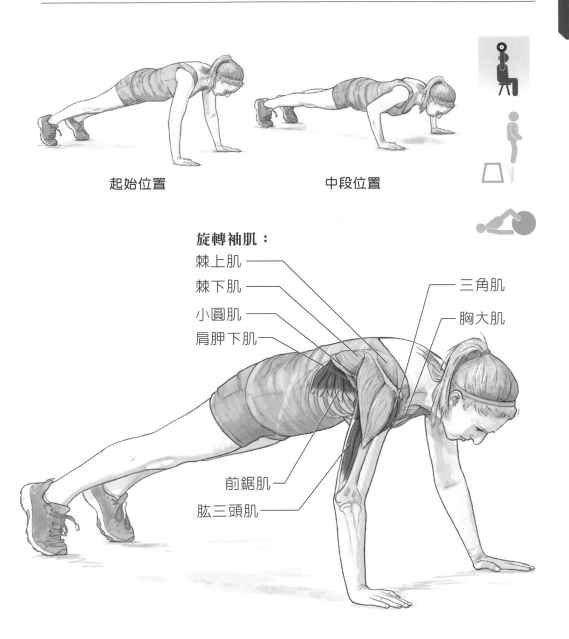

起始位置　　　　　　　　中段位置

旋轉袖肌：

棘上肌
棘下肌
小圓肌
肩胛下肌

三角肌
胸大肌

前鋸肌
肱三頭肌

動作拆解

❶ 採取標準的伏地挺身姿勢，雙手與肩同寬，手肘、膝蓋和身體打直。

❷ 彎曲手肘、肩膀水平外展，藉此放低身體。在這個動作中保持身體和膝蓋打直。以肩部不疼痛為前提，盡量繼續放低身體。

❸ 伸展手肘、肩膀水平內收，藉此抬高身體。在這個動作中保持身體和膝蓋打直。繼續抬高，直到手肘幾乎打直。

❹ 這項動作中，「合併肩膀前凸」的部分要去凸顯伏地挺身中肩膀所頂出的位置。保持手肘打直，但試著分開肩胛，不拱背，身體推得更出來。

相關肌肉

· 主要：胸大肌、三角肌（主要是前三角肌）、肱三頭肌、前鋸肌
· 次要：旋轉袖肌（棘上肌、棘下肌、小圓肌、肩胛下肌）

預防重點

　　要讓單一練習動作整合納入四大肩關節，伏地挺身是極好的方式。其中也衍生很多變化型，但最能降低受傷風險的一種便是「伏地挺身合併肩膀前凸」。

　　這個變形是標準的伏地挺身，而在動作推伸的頂點會放大動作，另外加上肩胛骨前伸，使前鋸肌以更凸出的方式訓練，藉此降低肩部夾擠的風險。

擁有強壯的肩膀，對許多專項運動而言非常重要，對需要投擲的運動員來說更是如此。伏地挺身的動作固然類似投擲，但伏地挺身最大的好處在於這項動作所需的穩定性，其中肱骨頭需要在肩臼內移動。此外，伏地挺身要做得正確，通常需要肩胛骨夠穩定才能完成，而加上「合併肩膀前凸」動作後，可以加強符合這項需求。如果投擲的運動員沒有強壯的基礎（肩胛骨），則其他部位（如肩盂肱骨關節）更可能受傷。這不代表不應該動到肩胛骨，應該說肩胛骨在動作時要使用可控制的方式，且要讓其他關節正常作用。

變化型

雙手墊高伏地挺身，合併肩膀前凸 Elevated Push-Up With Plus

「伏地挺身合併肩膀前凸」最常見的變化型是改變手的位置。具體來說，是將手從地板移到較高的表面（例如桌面或工作檯面）來降低訓練強度。做動作的方式一樣，都會動到相同的肌肉，不過由於重力的影響減弱，因此訓練強度會降低。

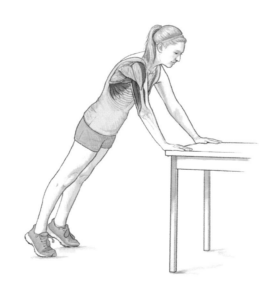

啞鈴肩推
DUMBBELL SHOULDER PRESS

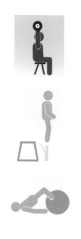

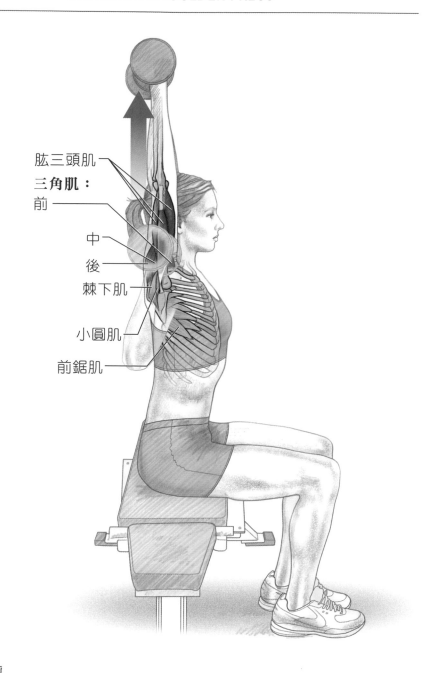

肱三頭肌

三角肌：

前

中

後

棘下肌

小圓肌

前鋸肌

動作拆解

❶ 坐在長椅上，雙腳放在地板上。

❷ 以旋前（手心向下）的閉合式握法來握住啞鈴。

❸ 將啞鈴舉過頭頂，直到手肘完全伸展。

❹ 保持前臂平行，慢慢彎曲手肘來放下啞鈴。

❺ 放下啞鈴，直到啞鈴碰到鎖骨和肩膀前面。

❻ 背不要彎。

相關肌肉

- 主要：三角肌（前、中、後）、肱三頭肌
- 次要：旋轉袖肌（棘上肌、棘下肌、小圓肌、肩胛下肌）、斜方肌、提肩胛肌、菱形肌、前鋸肌

預防重點

與「伏地挺身合併肩膀前凸」一樣，啞鈴肩推是會動到所有四大肩關節的多關節運動，非常適合用於改善旋轉袖肌的功能，降低受傷風險。不過，請注意本動作屬於進階練習。一如前面章節所探討的內容，應從較小阻力開始，之後

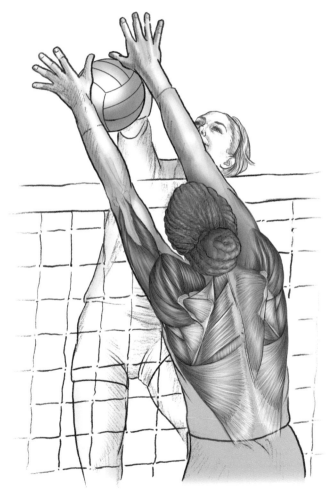

於許可範圍內增加阻力。

對於運動時有高舉過頭這個動作的運動員來說，啞鈴肩推是重要的練習。需要高舉過頭的運動員必須在肩膀上方重複動作，包含游泳選手、網球員、棒球投手，以及壘球運動員，尤以排球員為最。特別對排球的攻擊手和攔網手來說，完全屈曲的肩膀位置（即高舉過頭的動作）會需要肌力。由於啞鈴肩推的最高位置類似於網前攔網手的位置，以及攻擊手接觸球時的擊球位置，所以本練習動作特別加強上肢來承受這些壓力，藉此降低球員肩部受傷的風險。

變化型

槓鈴肩推 Barbell Shoulder Press

肩推的最常見變化型是使用槓鈴代替啞鈴。將槓鈴舉過頭頂，直到手肘完全伸展。保持前臂平行，慢慢彎曲手肘來降低槓鈴。另一種常見的變化型是啞鈴／槓鈴移到頭部後方進行。然而，由於會刺激肩膀前面（肩部前方），所以這種變化型只能由資深舉重選手來做；對於沒有大量舉重訓練經驗的人來說，更該注意這點。

啞鈴划船
DUMBBELL ROW

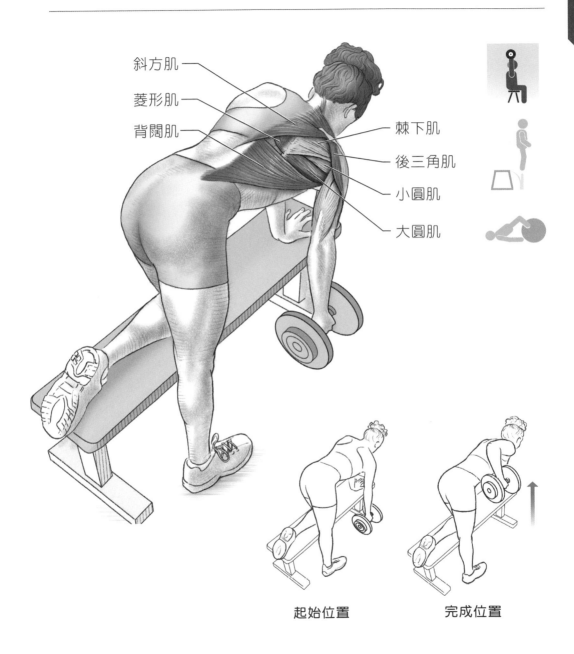

斜方肌

菱形肌

背闊肌

棘下肌

後三角肌

小圓肌

大圓肌

起始位置

完成位置

動作拆解

❶ 將右腳放在地板上，膝蓋稍微彎曲，左膝放在長椅上。
❷ 將左手置放在長椅上。
❸ 做出平背姿勢，軀幹與地板平行。
❹ 右手以掌心朝中間的閉合式握法來握住啞鈴。
❺ 將啞鈴拉向軀幹，手肘維持貼緊身體。
❻ 右膝略微彎曲，維持身體的姿勢。
❼ 將啞鈴碰到胸部下方或腹部上方。
❽ 啞鈴放低到起始位置。

相關肌肉

· 主要：背闊肌、大圓肌、斜方肌、菱形肌、後三角肌
· 次要：旋轉袖肌（棘上肌、棘下肌、小圓肌、肩胛下肌）、肱肌、肱二頭肌

預防重點

　　啞鈴划船是會動到所有四大肩關節的練習動作，有助於若干運動傷害的風險，包括旋轉袖肌拉傷、肩部不穩定，以及肩關節夾擠。

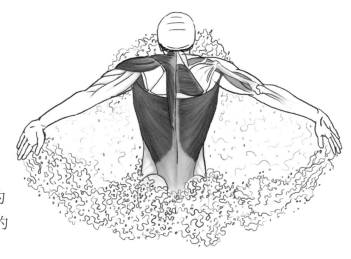

　　啞鈴划船最明顯的應用是划船，划船時的

臂動作和啞鈴划船確實相差無幾，不過，划槳的力量主要來自下肢。能從本練習動作中獲益更多的專項運動是游泳。在所有划水動作中會重複動到肩膀，關節周圍的肌肉會需要爆發力，但也需要肌耐力（關節周圍的肌肉即肩盂肱骨關節和肩胛胸廓關節）；啞鈴划船有助於同時提高爆發力和肌耐力，最終才能降低受傷風險。

變化型

槓鈴彎腰划船 Barbell Bent-Over Row

也可以在彎腰姿勢下進行槓鈴划船。本動作會動到和啞鈴划船相同的肌肉，但也需要下背部的穩定肌參與。對於槓鈴彎腰划船動作，首先將軀幹向前彎曲成平背姿勢，並在手肘完全伸展的情況下握住槓鈴。接著將槓鈴拉向腹部，然後放低，直到手肘再次完全伸展。

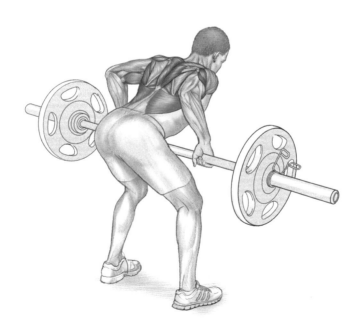

農夫走路
FARMER'S CARRY

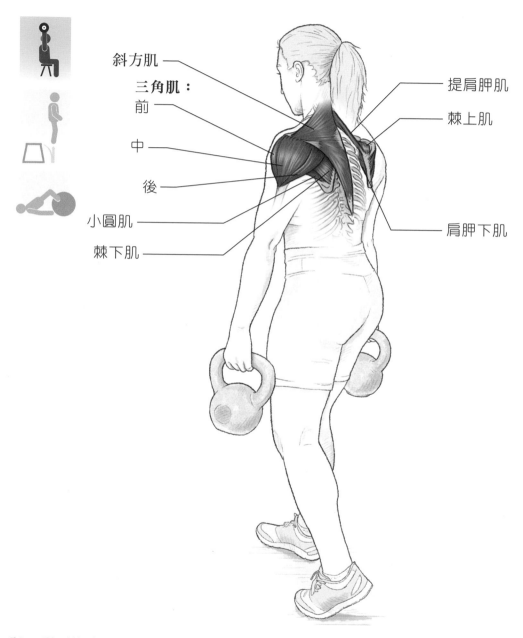

斜方肌

三角肌：
　前
　中
　後

小圓肌

棘下肌

提肩胛肌

棘上肌

肩胛下肌

動作拆解

❶ 從起始姿勢開始,雙手以掌心朝中間的閉合式握法各握住一只壺鈴。

❷ 將壺鈴放在身體兩側,手肘伸展。

❸ 保持這個姿勢,走一段特定距離。

相關肌肉

· **主要和次要:**旋轉袖肌(棘上肌、棘下肌、小圓肌、肩胛下肌)、斜方肌、提肩胛肌、三角肌(前、中、後)

註:雖然下肢和前臂的肌肉在本練習動作中,是會動到的主要肌肉,但本章節重點在於會動到的肩部肌肉;這部位的肌肉等長收縮,可讓關節姿勢維持不跑掉。

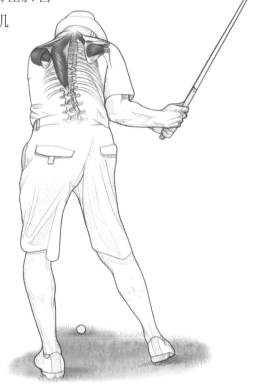

預防重點

農夫走路是力士比賽的項目。不過,若要訓練肩盂肱骨關節的穩定肌、握力(grip)或甚至是下背部,並提高相關肌肉的肌耐力,農夫走路也會是非常好的訓練動作。本動作會動到所有旋轉袖肌肌肉,若要降低旋轉袖肌拉傷和肩部不穩定的可能性,會是不錯的訓練動作選擇。

農夫走路有許多用途，既可用於訓練運動表現，也可用於預防傷害。農夫走路之所以屬於肩部動作，是因為需要所有旋轉袖肌肌肉才能發揮作用。這對於需要肩膀穩定性的活動來說很重要，例如高爾夫球。揮桿時，前導手的肩膀（lead shoulder）肌肉會產生強烈的離心收縮，然後會幾乎立即產生強力的向心收縮，因此，對於這類型的運動，練習可增強旋轉袖肌肌肉的動作很重要。

變化型

不穩定的農夫走路 Unstable Farmer's Carry

農夫走路的常見變化型包括使用不穩定或可變化的阻力，例如上坡行走或攜帶裝滿液體的水桶。

俯臥水平外展
PRONE HORIZONTAL ABDUCTION

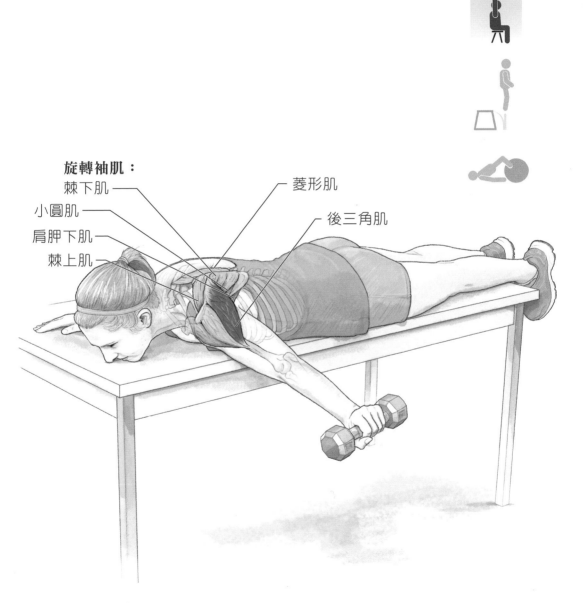

旋轉袖肌：
棘下肌
小圓肌
肩胛下肌
棘上肌

菱形肌

後三角肌

動作拆解

❶ 俯臥在床或桌子上，一隻手臂垂下來，和地面垂直。

❷ 該手抓住一只啞鈴，拇指向前。

❸ 保持手肘伸展，將懸掛的手臂伸直向側面抬起，直到和地面平行（這個姿勢的手臂與軀幹成 90 度，手掌朝向地板）。

❹ 慢慢放低手臂至起始垂下的姿勢。

相關肌肉

- 主要：三角肌（後）
- 次要：旋轉袖肌（棘上肌、棘下肌、小圓肌、肩胛下肌）、菱形肌

預防重點

　　俯臥水平外展是具有挑戰性的單關節運動，負重不需要多就能發揮效果。俯臥水平外展有助於減少肩部夾擠和旋轉袖肌拉傷。

　　本動作和以下三項練習動作（稱為**肩部肌群單一訓練**）會以許多方式專門訓練旋轉袖肌。有些僅針對特定的肌肉（如 90 度外旋），有些則需要旋轉袖肌配合其他運動（如 D2 彈力帶斜拉練習）。不過，這些動作都仰賴旋轉袖肌來協助肱骨頭維持在肩臼中的位置，包括彈震式動作、手臂減速、手臂懸垂、受到衝擊時等情境下可用關節動作

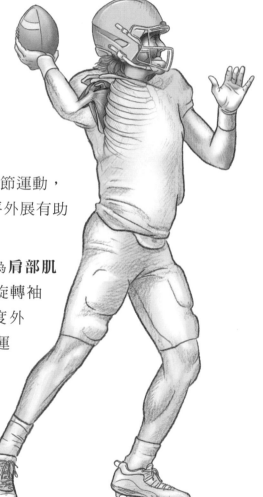

的極端情況。其中例子包括投擲、網球、體操和障礙賽跑。

> 變化型

100 度俯臥水平外展 Prone Horizontal Abduction at 100 Degrees

本動作可藉由改變手臂的角度和旋轉，來改變訓練重點。最常見的變化型是以外旋姿勢訓練，角度大於原動作。具體來說，將手掌朝前方抬起，手臂在頂點位置時與軀幹成 100 度角，這往往會更大角度動到棘上肌。

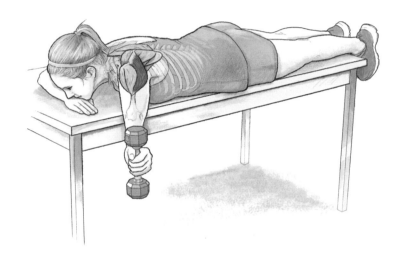

肩胛面抬舉
SCAPTION

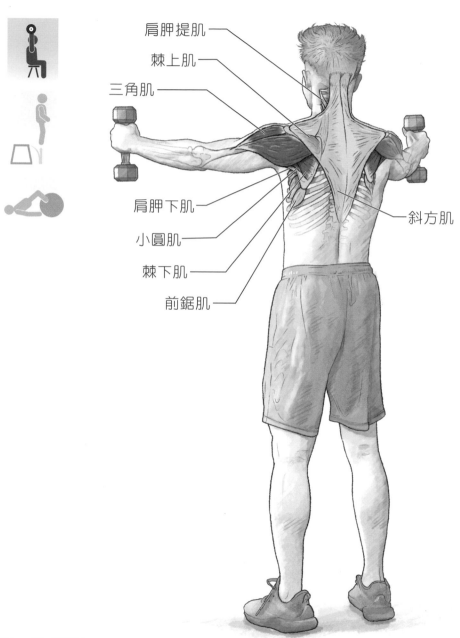

肩胛提肌

棘上肌

三角肌

肩胛下肌

小圓肌

棘下肌

前鋸肌

斜方肌

動作拆解

❶ 站立，雙腳分開與肩膀或髖部同寬，膝蓋稍微彎曲。兩手以掌心朝中間的閉合式握法各握住一只啞鈴。

❷ 肩膀往外旋轉，接著將啞鈴在身體前方以 30 度角向兩側舉起。手肘和上臂應一起抬起，進而帶起前臂和兩手在身體前方跟著抬起。

❸ 繼續舉起啞鈴，直到手臂與地面平行或與肩齊平。拇指在頂點位置時應該往上指。

❹ 慢慢放低啞鈴至起始位置。

相關肌肉

· 主要：旋轉袖肌（棘下肌、棘上肌、肩胛下肌、小圓肌）、三角肌（前、中、後）

· 次要：斜方肌、提肩胛肌、前鋸肌

預防重點

　　由於手臂的外展動作，肩胛面抬舉也稱為「肩胛面外展」，但會在身體剖面成一定角度，特別是肩胛骨平面，和身體剖面前方呈現 30 度。肩胛面抬舉會有助於減少肩部夾擠和旋轉袖肌拉傷。與前一項練習動作一樣，對包括體操在內的專項運動選手來說，這個動作會有幫助。

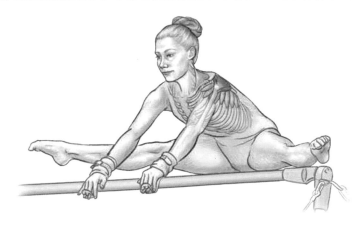

外旋 90 度
EXTERNAL ROTATION AT 90 DEGREES

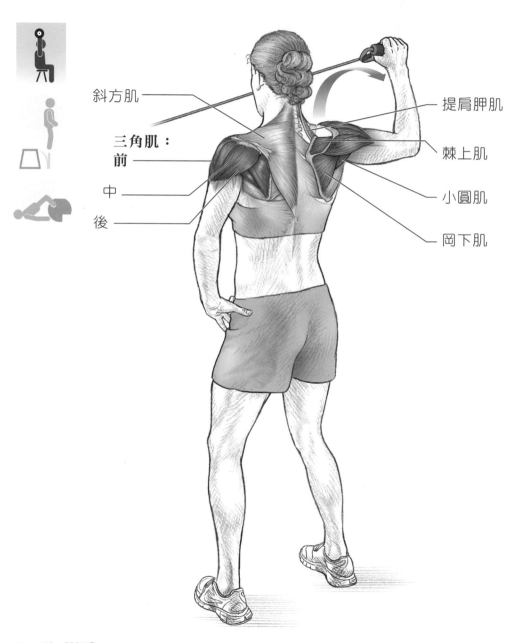

斜方肌

三角肌：
前
中
後

提肩胛肌

棘上肌

小圓肌

岡下肌

動作拆解

註：這項動作需要一條彈力繩或彈力帶。

❶ 站立，雙腳與肩同寬。一手抓著彈力帶，將另一端固定在前方，和外展的肩膀呈 90 度，和彎曲的手肘呈 90 度，前臂與地面平行。

❷ 保持肩膀外展的姿勢，同時肩膀往外旋轉（手肘保持彎曲 90 度）。

❸ 彈力帶回到起始位置（前臂與地面平行）。

相關肌肉

・主要：棘上肌、棘下肌、小圓肌、三角肌（前、中、後）
・次要：斜方肌、提肩胛肌、肩胛下肌

預防重點

　　肩盂肱骨關節在旋轉時，也會動到肩關節的主要穩定肌，因此這類動作的訓練很重要。90 度外旋是特別有效的動作，有助於提高肩部穩定性，同時降低肩部夾擠和旋轉袖肌拉傷的風險。對於包括網球在內的若干專項運動來說，本動作和前兩項練習一樣都有訓練上的好處。

變化型

90 度外旋—加速型 External Rotation at 90 Degrees—Fast

　　90 度外旋的最常見變化型，是以更快的速度進行訓練，此舉會更像在模仿投擲所需的肌肉動作。

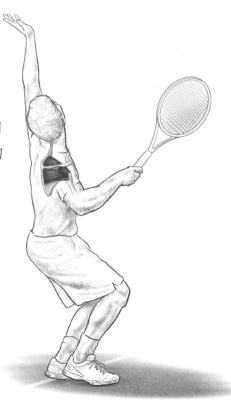

以彈力帶進行 D2 屈曲
D2 FLEXION WITH BAND

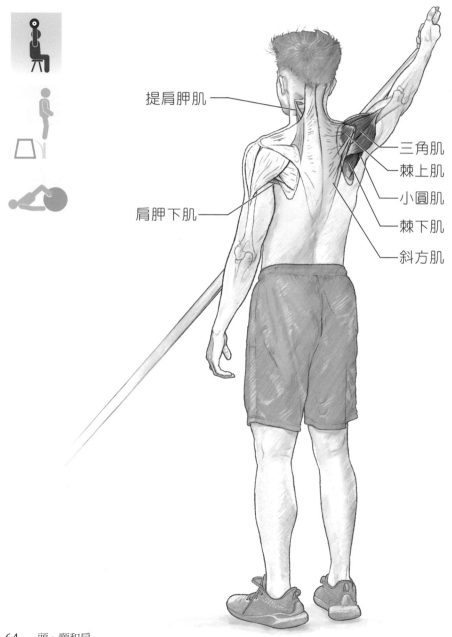

提肩胛肌

肩胛下肌

三角肌

棘上肌

小圓肌

棘下肌

斜方肌

動作拆解

註：這項動作需要一條彈力繩或彈力帶。

❶ 站立，雙腳與肩同寬。將彈力帶的一端固定在前方左側，右臂斜劃過身體，右手在靠近左臀部的位置握住彈力帶的另一端。

❷ 手肘保持稍微彎曲，右臂往外旋轉，將彈力帶舉過頭部。

❸ 手臂向內旋轉，使彈力帶回到起始位置。不妨用拇指來帶方向，會是個輕鬆旋轉手臂的方法：往上拉時，拇指朝上；回到起始位置時，拇指向下。

相關肌肉

- 主要：棘上肌、棘下肌、小圓肌、三角肌（前、中、後）
- 次要：斜方肌、提肩胛肌、肩胛下肌

預防重點

　　由於多數會動到肩膀的動作，也都會動到多個身體剖面，因此納入有專門練到這類動作的訓練很重要。D2 屈曲有助於透過肩部屈曲、外展、水平外展和外旋來增加肩部穩定性，進而降低肩部夾擠和旋轉袖肌拉傷的風險。與前面的練習一樣，本動作有助於多種專項運動的訓練，包含會需要投擲的專項運動。

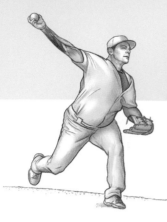

肘、腕和手

4

　　在各式各樣的專項運動中，包括肩關節在內的上肢其他結構都有可能會受傷。上肢雖然有多個關節和結構，但通常可分為三大部分（手臂、前臂和手），在兩個關節（肘和腕）處連接。本章將特別探討手臂和手肘、前臂和手腕，以及手，這三大區域最可能牽涉到的運動相關傷害。本章將介紹各區域的解剖結構，接著討論常見的傷害。然而，這在人體內是複雜的部位，雖然身體結構以特定方式分門別類，但應該注意某些肌肉會作用於多個關節之上。

手臂和手肘

　　在解剖學上，手臂是肩關節和肘關節之間的區域。手臂由肱骨組成，可分為前後腔室（compartment）。肘關節含三塊骨頭：肱骨、尺骨和橈骨；手臂有五塊肌肉：前腔室的三塊屈肌，以及後腔室的兩塊伸肌。

1. **肱二頭肌**：這是手臂最表層的肌肉，顧名思義，這個肌肉有兩個頭：短頭和長頭。兩個頭均起於肩胛骨（短頭：肩胛骨的喙突；長頭：肩胛骨的盂上結節），匯合後止於橈骨粗隆上。肱二頭肌雖然通常認為是肘關節的屈肌（也確實會協助這項工作），但肱二頭肌的主要功能是使前臂旋後；與旋前相比，旋後是非常強烈的動作。有趣

的是，肱二頭肌並未真正附著在肱骨上（見圖 4.1）。

2. **肱肌**：肱肌的起點大範圍附於肱骨的遠端下半段前側，止於恥骨冠狀突與尺骨粗隆。肱肌唯一的動作是前臂屈曲（見圖 4.1）。

3. **喙肱肌**：喙肱肌起於肩胛骨的喙突，止於肱骨內側中段三分之一處。喙肱肌有助於肱骨的屈曲和內收，且可協助肩關節穩定。

4. **肱三頭肌**：後臂的主要肌肉，有三個頭：長頭、外側頭和內側頭（見圖 4.2）。長頭起於肩胛骨的盂下結節，外側頭起於肱骨的表面後側，內側頭起於肱骨的表面後側；三者匯合後止於尺骨鷹嘴突的近端。肱三頭肌會伸展前臂，但透過長頭與肩胛骨的連接，在肩膀外展時也可穩定肱骨頭。

5. **肘肌**：這塊小肌肉起自肱骨的外上髁，止於尺骨鷹嘴突的表面外側。肘肌有助於三頭肌伸展前臂，並能穩定肘關節。雖然肘肌是獨立列出的部位，但在功能上應視為肱三頭肌的一部分，而非單獨的功能性肌肉。

　　雖然正確來說，手肘是樞紐關節，卻是一個複雜的關節，介於肱骨遠端，以及尺骨和橈骨的近端之間。手肘主要用於使前臂屈曲和伸展，但也確實可以用較小的幅度向內側和外側移動。手肘受傷可能有多種方式，且可能牽涉多個結構；韌帶、骨頭、肌肉和肌腱都是肘關節經常受傷的結構。

　　關於腕伸肌和屈肌，請特別注意：由於這些肌肉主要在腕關節運作，因此將於後續部分介紹。不過，這些肌肉許多起自肱骨，並在手肘運作。此外，受傷時產生的疼痛和功能障礙可能在手肘附近。因此，雖然傳統上會認為這些肌肉是為腕關節提供動作的肌肉，但在閱讀本章節時，必須認識到這些肌肉的重要性。

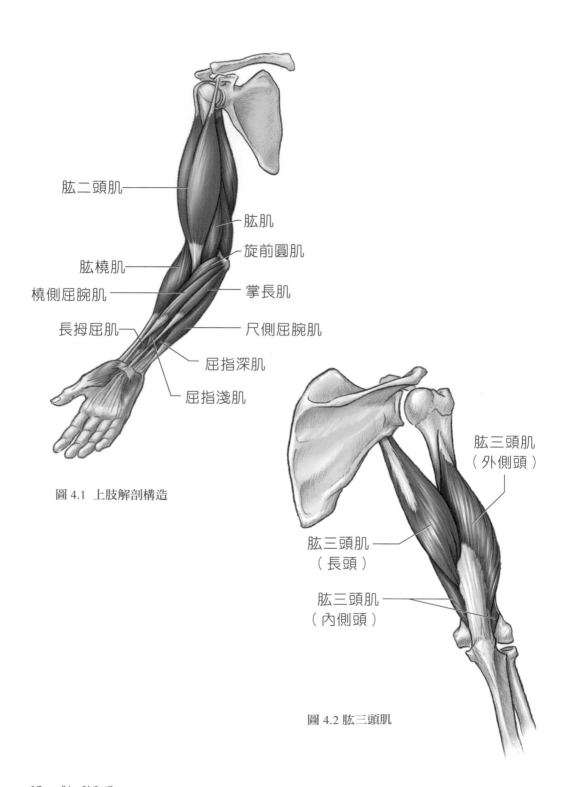

肱二頭肌

肱肌

旋前圓肌

肱橈肌

掌長肌

橈側屈腕肌

尺側屈腕肌

長拇屈肌

屈指深肌

屈指淺肌

圖 4.1 上肢解剖構造

肱三頭肌
（外側頭）

肱三頭肌
（長頭）

肱三頭肌
（內側頭）

圖 4.2 肱三頭肌

尺側副韌帶扭傷

　　肘關節會發生的傷害中，最備受探討的其中之一是尺側副韌帶（UCL）扭傷。UCL 會抵抗外翻的肘部力量，這股力量會以相對於手臂的方向，將前臂橫向（往外）推。多數日常活動固然不會用到這些力量，但在棒壘球等有投擲動作的運動中卻很常見。這種投擲動作會增加手肘內側結構的張力（尤其是 UCL）。當張力結合了上肢在投擲過程中產生的快速加速時，UCL 纖維可能會撕裂，並可能進而扭傷。若纖維撕裂到足以導致不穩定的程度，則可能要開刀治療；常見的外科處置是 UCL 重建，通常稱為**湯米約翰手術**（TJ 手術）。

少棒肘

　　這類型傷害常見於生長板開放且骨骼未發育成熟的投擲運動員身上。某些方面來說，由於機制基本相同，少棒肘和 UCL 扭傷相似，但並非是韌帶纖維撕裂，而是開放的生長板可能受損，或者是 UCL 可能脫離自其於內上髁部位附著於肱骨的地方。

外上髁炎

　　當附著在肱骨上的前臂伸肌腱發生過度負荷時，會產生外上髁炎，且可能造成小撕裂的發炎產生。這種傷害雖然通常稱為**網球肘**，但可能發生在各式各樣的專項運動中，尤其是需要重複抓握且有肘腕動作的運動。在重複性的動作或活動之下，造成過度使用，進而傷及前臂的肌肉和肌腱。

內上髁炎

　　內上髁炎通常稱為**高爾夫球肘**，屬於腕屈肌的傷害，患部靠近腕屈肌位於肱骨內上髁的附著點。內上髁炎是肌腱過度負荷引起的損傷，發生在反覆受力、手腕被動伸展和前臂旋後之後，進而造成退化。可能導

致內上髁炎的身體活動包括：手腕屈曲和前臂旋前的活動。

三頭肌和二頭肌的肌腱病變

肱三頭肌的肌腱止於鷹嘴突，其承受刺激時引起的病變稱為**三頭肌肌腱病變**，即舉重肘。該肌腱受到刺激，通常起因於手肘的重複動作，特別是伸展動作。投擲、伏地挺身、臥推，以及其他和肱三頭肌大量發力有關的活動，都是可能導致肱三頭肌肌腱損傷的動作。

二頭肌肌腱病變的患部通常是肱二頭肌的長頭肌腱，但也可能影響到其於橈骨上的遠端止點（distal insertion）。長頭的肌腱病變通常視為肩部損傷，原因在於該肌腱附著於肩胛骨的盂上結節。這種近端的二頭肌傷害，好發於手臂常高舉過頭的運動員，例如游泳、排球、網球和投擲類運動的選手。重複性動作固然會導致二頭肌的遠端肌腱病變，但起因更可能來自於舉起過重的重量。肱二頭肌的遠端肌腱受損並不常見。

前臂和手腕

前臂是肘關節和腕關節之間的區域。前臂包括橈骨和尺骨，可分為前、後腔室，而更常見分別稱為**屈肌腔室**（flexor）和**伸肌腔室**（extensor）（見圖 4.3）。前臂有很多肌肉；完整列表請見後文表 4.1和 4.2。

手腕是前臂和手之間多個關節的複雜組合。關節的骨頭排列成兩排，統稱為腕骨。近側排包括舟狀骨、月骨、三角骨和豆骨；遠側排包括大菱形骨、小菱形骨、頭狀骨和勾狀骨。

- **橈腕關節**：橈骨遠端和腕骨近側排之間的關節。
- **腕骨關節**：腕骨近側排和遠側排之間的關節。

- **腕掌關節**：掌骨近側排與腕骨遠側排表面之間的關節。拇指的腕掌關節是大菱形骨與第一掌骨之間的關節。由於功能不同於其他四個腕掌關節，有時會認為拇指的腕掌關節是不同的關節。

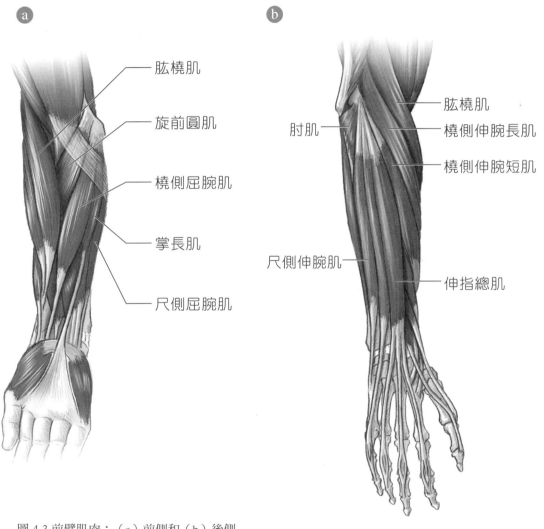

圖 4.3 前臂肌肉：（a）前側和（b）後側

表 4.1 前臂屈肌

肌肉	起點	止點	動作
旋前圓肌	共同匯成的屈肌肌腱（肱骨內上髁）	橈骨外側中段	前臂旋前和部分屈曲
橈側屈腕肌	共同匯成的屈肌肌腱（肱骨內上髁）	第二掌骨基部	手腕屈曲和外展
掌長肌	共同匯成的屈肌肌腱（肱骨內上髁）	掌腱膜	手腕屈曲
尺側屈腕肌	共同匯成的屈肌肌腱（肱骨內上髁）	豆狀骨（掌面）；勾狀骨的勾（掌面）；第五掌骨	手腕屈曲和外展
屈指淺肌	共同匯成的屈肌肌腱（肱骨內上髁）；橈骨前端的上半部	內側四指	內側四指的中間指骨屈曲
屈指深肌	尺骨內側和前側表面的近端 3/4	第二至五指指骨遠端的基部	內側四指的遠端指骨屈曲（手腕屈曲輔助）
屈拇長肌	橈骨前側表面	拇指遠端指骨的基部	拇指指骨屈曲
旋前方肌	尺骨前側表面的遠端 1/4	橈骨前側表面的遠端 1/4	前臂旋前

表 4.2 前臂伸肌

肌肉	起點	止點	動作
肱橈肌	肱骨髁上嵴的上部 2/3	橈骨莖突	前臂在旋前的狀態下屈曲
橈側伸腕長肌	外側髁上嵴（肱骨）	第二掌骨基部	手腕伸展，以及手於手腕處的外展
橈側伸腕短肌	共同匯成的伸肌肌腱（肱骨內上髁）	第三掌骨基部	手腕伸展，以及手於手腕處的外展
伸指總肌	共同匯成的伸肌肌腱（肱骨內上髁）	內側四指	手指和手腕的伸展
小指伸肌	共同匯成的伸肌肌腱（肱骨內上髁）	第五指	第五指獨立伸展
尺側伸腕肌	共同匯成的伸肌肌腱（肱骨內上髁）	第五掌骨基部	手腕內收（手腕伸展輔助）
旋後肌	肱骨外上髁	橈骨上 1/3 的外側、後側和前側表面	前臂旋後，以及肱二頭肌輔助前臂旋後
外展拇長肌	尺骨和橈骨的後側表面	第一掌骨基部	腕掌關節處的拇指外展和拇指伸展
伸拇短肌	橈骨的後側表面	拇指近端指骨基部	腕掌關節處拇指近端指骨的伸展
伸拇長肌	尺骨中段 1/3 的後側表面	拇指遠端指骨的基部	腕掌關節處和指間關節處拇指遠端指骨的伸展
伸食指肌	尺骨後側表面	第二指的伸肌擴張	第二指的伸展（手部伸展輔助）

- **遠端橈尺關節：**樞軸型關節，位於橈骨和尺骨之間，靠近腕關節。此處的動作包括前臂的旋前和旋後。

　　手腕骨折雖然常見，但難以預防。手腕部位受傷大都和過度使用或重複性拉傷有關。採取預防傷害的措施，最能對這類傷害發揮效果。

屈肌拉傷

　　內上髁遠端（內上髁再過去的部位）的腕屈肌和旋前肌受到刺激，稱為**屈肌拉傷**（高爾夫球手肘的患部是內上髁，兩者勿混淆）。這種傷害會傷到肌腹（muscle belly），而非共同匯成的屈肌肌腱於內上髁止點。運動員投擲或手腕和前臂做出重複動作時，會有屈肌拉傷的風險。

手腕韌帶扭傷或拉傷

　　穩定手腕的幾條韌帶中，任何一條受傷都稱為**扭傷**。手腕韌帶扭傷，原因通常是反覆性的動作和過度使用。投擲或抓握也可能導致手腕疼痛，進而在長時間或重複性動作後加重。

手

　　手是腕關節遠端的區域，由 19 塊骨頭組成。有幾條外在肌和內在肌，可協助手部發揮作用。外在肌排列於前臂和手腕的部位，起自前臂的肌肉。這些肌肉協助手部功能，但也在手腕發揮重要作用。內在肌由較小的肌肉組成，起點和止點都在手的內部，負責捏、抓握等功能。與前臂一樣，手部有大量內在肌（見圖 4.4 和表 4.3）。

　　手的各手指之間有許多相似之處。有五個掌骨在腕掌關節處與手腕相連。每一掌骨在掌指（MCP）關節處連接至一根手指，即指骨。每一手指都有三個單獨的指骨，由兩個指間關節隔開，其中一個是近端指間

（PIP）關節，一個是遠端指間（DIP）關節。拇指有兩個指骨，以及一個指間（IP）關節。

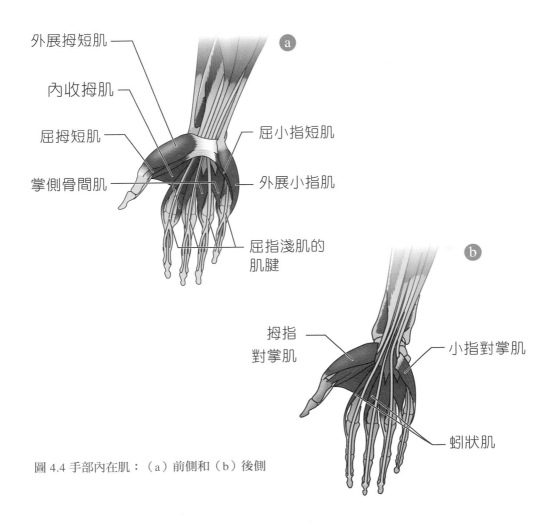

外展拇短肌

內收拇肌

屈拇短肌

掌側骨間肌

屈小指短肌

外展小指

屈指淺肌的
肌腱

拇指
對掌肌

小指對掌肌

蚓狀肌

圖 4.4 手部內在肌：（a）前側和（b）後側

表 4.3 手部的內在肌

肌肉	起點	止點	動作
外展拇短肌	屈肌支持帶和舟狀骨結節	拇指近端指骨的側面	拇指外展
屈拇短肌	屈肌支持帶和大菱形骨結節	拇指近端指骨的側面	拇指屈曲
拇指對掌肌	屈肌支持帶和大菱形骨結節	拇指側面	拇指對掌（opposition）
外展小指肌	豆狀骨	第五指近端指骨的內側	第五指外展
屈小指短肌	屈肌支持帶和勾狀骨的勾	第五指近端指骨的內側	第五指屈曲
小指對掌肌	屈肌支持帶和勾狀骨的勾	第五掌骨的內側	第五指對掌（opposition）
背側骨間肌	掌骨	第二至四指的伸肌套和近端指骨	第二至四指外展
掌側骨間肌	第二、四、五掌骨的掌面	第二、四、五指骨的伸肌套和近端指骨	第二至四指內收
蚓狀肌	屈指深肌的肌腱	第二至五指的伸肌套	MCP 關節的屈曲，含 PIP 和 DIP 關節的伸展

MCP = 掌指

PIP = 近端指間

DIP = 遠端指間

多數手部受傷都與骨頭有關，包括擠壓傷、骨折或剝離傷。其中一些骨折為：

- 拳擊手骨折（第五指骨骨折）
- Bennett 氏骨折（拇指基部骨折）
- Rolando 氏骨折（拇指骨折和脫臼）
- 球衣指剝離（屈肌的肌腱脫離其於遠端指骨的止點）
- 槌狀指剝離（伸肌的肌腱脫離其於遠端指骨的止點）

儘管防護裝備會有幫助，但很難透過練習動作來降低前述傷害的風險。

其他手部受傷也會傷到肌腱或韌帶。最常見的三種是橈骨莖突狹窄性腱鞘炎、守門員拇指或滑雪者拇指。

橈骨莖突狹窄性腱鞘炎

（de Quervain's Tenosynovitis，又稱狄奎凡氏症）

橈骨莖突狹窄性腱鞘炎是外展拇長肌和伸拇短肌的肌腱過度使用所造成的傷害。可能導致這種情況的具體活動包括「擰毛巾、握住高爾夫球桿、抱小孩或敲釘子」（Goel 和 Abzug，2015）。

守門員拇指和滑雪者拇指

這兩個術語均指第一掌指關節的尺側副韌帶（UCL）剝離或斷裂。區別在於 UCL 受損的方式：守門員拇指是 UCL 過度使用導致的傷害，而滑雪者拇指則是由於拇指被滑雪杖的帶子抓著，因此拇指過度外展，導致急性 UCL 傷害。

手過頭肱三頭肌伸展
OVERHEAD TRICEPS EXTENSION

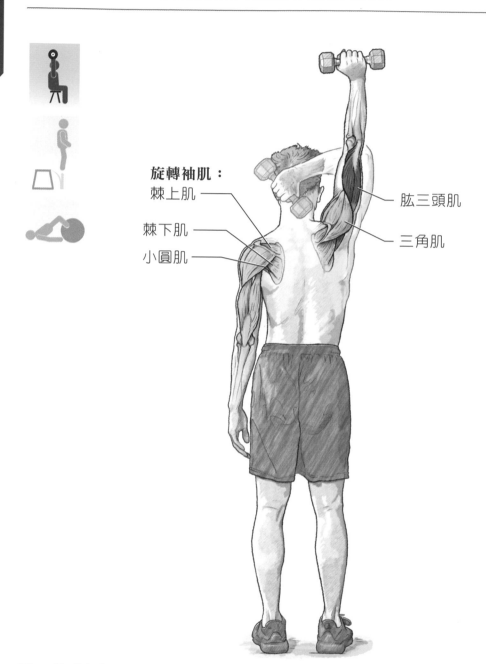

旋轉袖肌：

棘上肌

棘下肌

小圓肌

肱三頭肌

三角肌

動作拆解

❶ 站立，雙腳與肩同寬，左臂貼近身體一側。右手握住啞鈴，右臂放在頭後和上背部，手肘彎曲。

❷ 右手腕保持固定不彎，啞鈴向上推，直到手肘完全伸展。

❸ 右手肘彎曲，慢慢將啞鈴放低到起始位置。

❹ 完成一組後，換另一隻手臂重複動作。

相關肌肉

· 主要：肱三頭肌
· 次要：旋轉袖肌（棘上肌、棘下肌、小圓肌、肩胛下肌）、三角肌（前、中、後）

預防重點

　　三頭肌與其肌腱快速受力時（如投擲動作），三頭肌會受傷。為這些身體結構進行負重練習，有助於改善肌力，進而減少三頭肌肌肉拉傷或肌腱病變的可能性。

　　由於手肘需要快速伸展，對於需要投擲的運動員來說，手過頭三頭肌伸展會是重要的練習動作，適用者包括鉛球選手、棒球投手和壘球球員。本動作的好處之

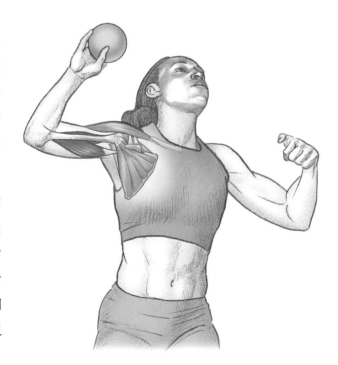

一是提高運動表現之餘，也能降低受傷的風險。相較於標準的三頭肌下推動作，手過頭肱三頭肌伸展更會動到長頭，因此更能伸展三頭肌的肌腱，進而提升投擲動作的承受力。

三頭肌俯身臂屈伸 Triceps Kickback

三頭肌俯身臂屈伸不是邊站邊拿啞鈴，而是以長椅支撐。身體稍微向前彎曲，上半身身形維持端正。將一隻手放在長椅上獲得支撐，另一隻手握住啞鈴。慢慢地向後伸展手肘，同時上臂保持貼緊身體。

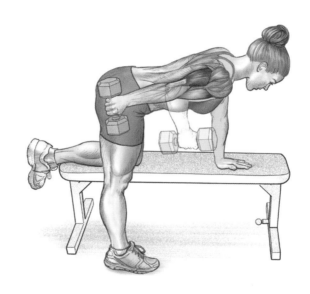

槓鈴二頭肌彎舉
BARBELL BICEPS CURL

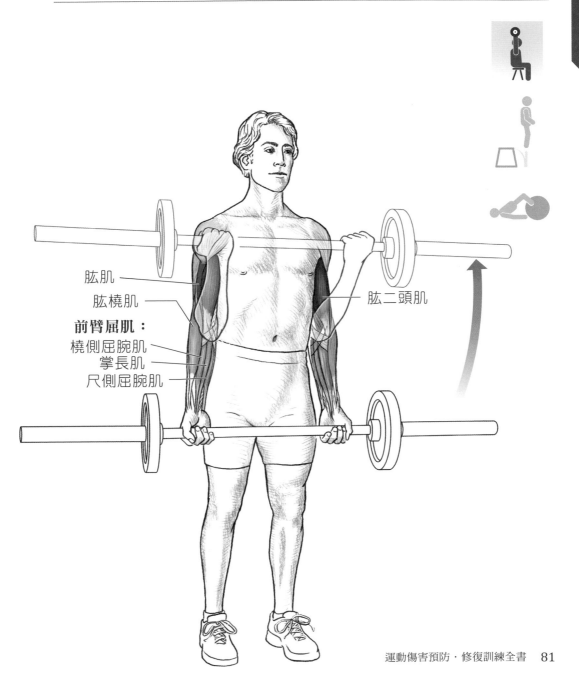

肱肌

肱橈肌

前臂屈肌：
橈側屈腕肌
掌長肌
尺側屈腕肌

肱二頭肌

動作拆解

❶ 站立，雙腳與肩同寬，並以旋後的閉合式握法握住槓鈴，雙手與肩同寬，或略寬於肩膀。

❷ 槓鈴放在大腿前方，手肘完全伸展，雙手上臂貼緊軀幹兩側，與地板垂直。

❸ 上臂維持不動，手肘彎曲，槓鈴移向肩膀，直到槓鈴與肩膀的距離不超過 4 至 6 英寸（10 至 15 公分）。

❹ 上臂持續不動，手肘慢慢伸展，回到起始位置。

相關肌肉

- 主要：肱肌、肱二頭肌
- 次要：肱橈肌、前臂屈肌（橈側屈腕肌、掌長肌、尺側屈腕肌）、旋後肌

預防重點

　　肌肉和肌腱受到較大的力時，遠端的肱二頭肌通常會受傷，而近端的傷害通常起因於舉手過頭的動作。針對這些身體結構進行負重練習，有助於提高其肌力，進而減少肱二頭肌肌肉拉傷或肌腱病變的可能性。此外，由於本動作對肘關節也有負重練習，因此可降低 UCL 受傷的風險。

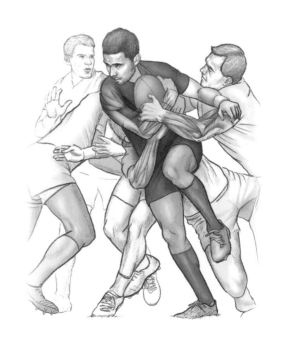

　　以下兩個專項運動對遠端的肱二頭肌有獨特的要求，其選手若將槓鈴二頭肌彎舉納入訓練，會有所幫助：

- 橄欖球員經常會面臨其他球員從自己手中爭搶球的情況，這會對彎曲的手肘施加壓力，使遠端的肱二頭肌更可能受傷。選手會需要強壯的肘屈肌（即肱肌、肱二頭肌）來抵抗該動作。槓鈴二頭肌彎舉可以降低這類傷害的風險。
- 壘球投手也會格外受益於槓鈴二頭肌彎舉練習。壘球的低手投球會需要肱肌和肱二頭肌做出有力、重複的運動。為降低壘球投手手肘或遠端二頭肌肌腱的受傷風險，訓練計畫應強烈考慮本動作。

變化型

另類啞鈴二頭肌彎舉 Alternate Dumbbell Biceps Curl

　　站直或如圖示坐在健身椅上。兩手各拿一個啞鈴，拇指朝向前方。手臂貼在身體一側，彎曲右肘並旋後（手掌向上）。放低啞鈴，直到手肘完全伸展，前臂旋前直到拇指再次朝向前方。再換另一側手臂做以上動作。

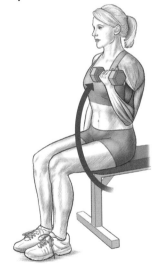

槓鈴手腕伸展
BARBELL WRIST EXTENSION

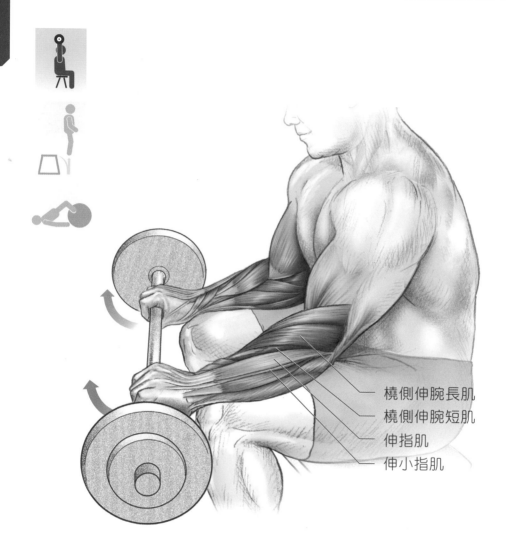

橈側伸腕長肌
橈側伸腕短肌
伸指肌
伸小指肌

動作拆解

❶ 坐在長椅上，雙腳平放在地板上，雙手以旋前的閉合式握法握住槓鈴，雙手分開與臀部同寬。手肘和前臂置放在大腿上方，手腕和手放在膝蓋前面（前方）。

❷ 不移動手肘或前臂的情況下，伸展手腕，盡可能將槓鈴舉高。

❸ 手腕慢慢彎曲，回到起始位置。

相關肌肉

· 主要：橈側伸腕長肌、橈側伸腕短肌
· 次要：伸指肌、伸小指肌、伸食指肌

預防重點

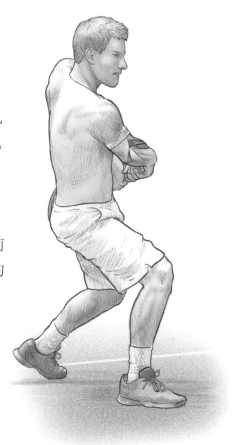

　　如同槓鈴手腕伸展，加強腕部伸肌後，有助於穩定腕關節，並降低受傷風險，這包括在需要重複抓握的專項運動和職業中所發生的抓握相關傷害。以專項運動來說，網球是最明顯的例子，槓鈴手腕伸展會對網球員有幫助（如前所述，針對共同匯成的伸肌肌腱受到的傷害，甚至有**網球肘**的稱呼）。網球有兩個動作會需要腕部伸肌正常運作：一為重複抓握，一為有阻力的伸展手腕。握力和手腕伸肌的肌力之間，存在很強的相關性。此外，在擊球時（尤其是反手擊球），手腕

伸肌會抵抗手腕屈曲來維持手腕穩定。透過加強手腕伸肌，可針對外上髁處共同匯成的伸肌肌腱，減少受傷的風險。

變化型

站立啞鈴手腕伸展 Standing Dumbbell Wrist Extension

站立，雙腳與肩同寬，雙手以旋前的閉合式握法各握一個啞鈴，兩手手肘和前臂放在身體兩側。在不移動手肘或前臂的情況下伸展手腕，盡可能將每個槓鈴舉高。手腕慢慢彎曲，回到起始位置。

槓鈴手腕屈曲
BARBELL WRIST FLEXION

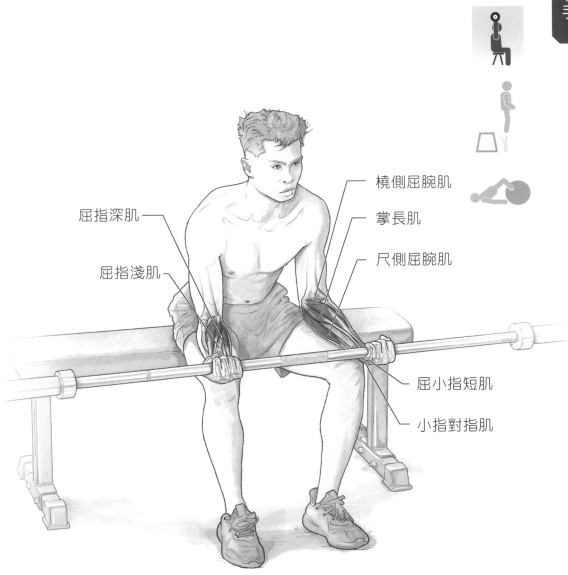

屈指深肌

屈指淺肌

橈側屈腕肌

掌長肌

尺側屈腕肌

屈小指短肌

小指對指肌

動作拆解

❶ 坐在長椅上，雙腳平放在地板上，雙手與臀部同寬，以旋後的閉合式握法抓住槓鈴。將手肘和前臂置放在大腿上方，手腕和手放在膝蓋前面（前方）。

❷ 在不移動手肘或前臂的情況下，彎曲手腕，盡可能將槓鈴舉高。

❸ 手腕慢慢伸展，回到起始位置。

相關肌肉

· 主要：橈側屈腕肌、掌長肌、尺側屈腕肌
· 次要：屈指淺肌、屈指深肌、小指對指肌、屈小指短肌

預防重點

　　手腕受傷通常與重複拉傷有關。針對這些身體結構進行負重練習，有助於提高其肌力，進而減少腕部肌肉拉傷或手腕扭傷的可能性。由於這些肌肉附在手肘內側關節線附近，因此本動作也有助於降低 UCL 受傷的風險。

　　棒球在投球時，有各式各樣的握法和控球方式，可投出不同的球種，如速球、變速球、滑球。要形成多樣的握法和動作，腕部屈肌的肌力要足夠。此外，投球的速度快，投手又要反覆投球，這些因素疊加之下，都會增加手腕屈肌的受傷可能性。加強前述

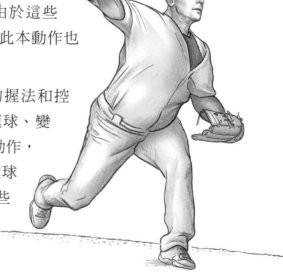

肌肉，可提高肌肉對於高速、重複動作的耐受性，藉此降低受傷的風險。

變化型

手腕滾轉裝置 Wrist Roller

　　用一條繩子將負重綁在橫桿上，使負重垂下。以旋前的閉合式握法握住橫桿，雙手相距 4 至 6 英寸（10 至 15 公分）。雙臂與肩同高，慢慢將負重向上滾動，右手沿著桿子由上而下捲動繩子至桿上，左手接著做同樣的動作。繼續做到負重接觸到橫桿。慢慢反向動作，放低負重到起始位置。

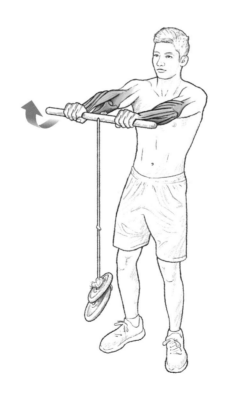

前臂旋後和旋前
FOREARM SUPINATION AND PRONATION

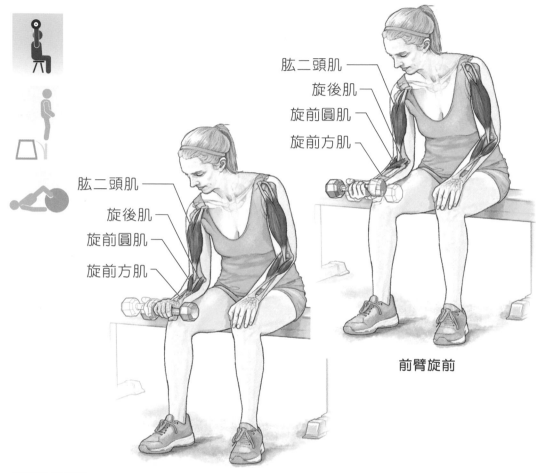

肱二頭肌
旋後肌
旋前圓肌
旋前方肌

肱二頭肌
旋後肌
旋前圓肌
旋前方肌

前臂旋前

前臂旋後

動作拆解

❶ 坐在長椅上，雙腳平放在地板上，右手以旋前的閉合式握法抓住啞鈴的中段（如圖示）或末端，手肘彎曲 90 度。右手肘和前臂置放在大腿上方，手腕和手放在膝蓋前面（前方）。

❷ 在不抬起手肘或前臂的情況下，前臂旋後，盡可能一直向上轉動啞鈴。

❸ 在不抬起手肘或前臂的情況下，前臂旋前，盡可能一直往相反的方向向上轉動啞鈴。

❹ 左臂做同樣的動作。

相關肌肉

- 主要：肱二頭肌、旋後肌、旋前圓肌
- 次要：旋前方肌

預防重點

　　許多專項運動都需要「轉動手腕」（即旋前或旋後）；本項練習動作有助於強化這類手腕運動會動到的肌肉，並降低 UCL 和手腕受傷的風險。

　　本章先前已探討手腕伸展肌力對於網球的重要性，但旋前也很重要，在網球選手試著擊球時更是如此。雖然正手落地擊球本身並不會有很多旋前，但當網球選手試著在擊球中加入上旋，便會更需要動到旋前肌。透過強化這些肌肉，網球選手在提升運動表現的同時，也能降低受傷風險。

變化型

以球棒進行前臂旋後和旋前 Forearm Supination and Pronation With Bat

　　將啞鈴換成球棒等更長形的物體，可使抗力臂變長，進而增加本練習動作的難度和強度。

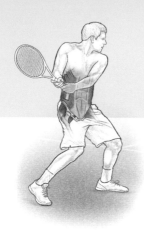

脊椎和軀幹

　　無論是運動或日常生活中，脊椎和軀幹均屬最常受傷的部位。此部位受損，可能會使人身體虛弱，且可能惡化為功能上的慢性障礙。要降低該區域的受傷風險，乍聽像是不可能的任務，令人望之卻步，但仔細檢視相關結構後，便可草擬出減少傷害風險的藍圖。這個部位的討論將分為脊椎和軀幹：脊椎包含脊柱，以及直接參與其功能的肌肉和結構；軀幹則包括協助脊椎運動的其他結構（主要是肌肉）。

脊椎

　　脊椎的功能是保護脊髓，脊髓集結了在腦部和身體其他部位之間傳遞訊號的神經和路徑。脊椎由骨骼（椎骨）和肌肉組成，傳統上分為五個部分，即頸椎、胸椎、腰椎、薦椎和尾椎（見圖 5.1），均各有獨特的功能。此處骨骼大都由椎間盤隔開，透過小面關節（facet joint）相連，且在骨骼之間有開口，可使脊髓的分支作為周邊神經，行進到身體的不同部位。同時，每一椎骨也有一個位於後方的棘突，棘突提供某種保護，但主要功能是作為肌肉的附著點（attachment point）。

- 頸椎：為脊椎頂部的七塊椎骨，即 C1 至 C7，連接到頭顱底部，司掌頸部的運動和一般功能。最上面兩塊椎骨為 C1 和 C2，通常稱為寰椎和軸椎，兩者均有獨特結構，可連結頭顱和脊椎。第 3 章已詳細

介紹頸椎損傷。

- **胸椎**：接續的 12 塊椎骨是 T1 到 T12，為肋骨的附著點。
- **腰椎**：腰椎 L1 至 L5（也稱為下背部）構成脊椎最大的承重區域。在脊椎中，這一部位最常受傷，也是本章的重點探討區域。

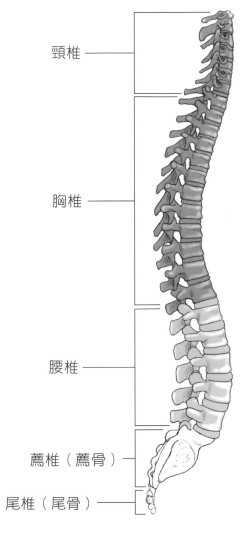

頸椎

胸椎

腰椎

薦椎（薦骨）

尾椎（尾骨）

圖 5.1 脊椎的解剖結構

- **薦骨：**再下來的五塊椎骨是 S1 到 S5，連結脊椎和骨盆，即薦髂（SI）關節。五塊椎骨全匯合在一起，彼此之間沒有椎間盤（disc），且 SI 關節由一組非常堅固的韌帶加以穩定。這個部位會形成若干動作，雖然幅度極小，卻也可能是常發生疼痛的部位。
- **尾骨：**尾骨由位置最低的四塊椎骨組成，這些椎骨也如同薦骨，全都匯合在一起。而尾骨這個脊椎部位最常見的受傷原因是跌倒。

韌帶有助於將各椎骨連結至下一塊椎骨，因此可大幅提供穩定性。從側面看時，脊椎的頸椎、腰椎呈現前凸曲線，胸椎則呈現後凹曲線（見圖 5.1）。脊椎的曲線提供穩定性，有助於在直立時保持平衡，並支撐頭部和上半身的重量。椎間盤將椎骨分開（形成匯集的薦骨和尾骨除外）。椎間盤有助於為周邊神經提供空間，並提供一些緩衝，使脊椎能自然彎曲和扭轉。各椎間盤均有兩個獨立的區域：一為纖維環，由堅韌的膠原纖維組成；一為內部髓核，較柔軟，由纖維環所環繞。

除了韌帶和椎間盤外，脊柱周圍還有可穩定和移動身體的肌肉。這些肌肉可分為淺層、中層和深層肌肉（見圖 5.2）。

淺層包括夾肌，分為頭夾肌和頸夾肌，起自項韌帶的下半部、乳突的外側，以及上項線（superior nuchal line）（頭顱枕骨）的外側三分之一處。這些肌肉止於上六節胸椎（T1-T6）的棘突，以及上四節頸椎（C1-C4）的橫突。當這些肌肉僅作用於單側時（一邊），會產生側邊屈曲，通常稱為**側彎**（side bending），頭頸部會轉向同一側；當作用於兩側（兩邊）時，頭頸部會伸展。

中間層由豎脊肌組成。此一巨大肌群在脊柱兩側都有形成一個凸起，並排成三列垂直柱：髂肋肌（外側柱）、最長肌（中間柱）、棘肌（內側柱）。所有的豎脊肌都起自共同的豎脊肌起點，這個起點是一個寬的肌腱，附著於髂嵴後側、薦骨後側，以及薦骨和下腰椎的棘突。豎

脊肌的止點則遍布整個腰椎、胸椎和頸椎的棘突與橫突，以及肋骨的近端區域。作用於雙側時，豎脊肌會伸展頭部，以及部分或全部的脊柱；作用於單側時，頭部或脊柱會形成側邊屈曲（側彎）。

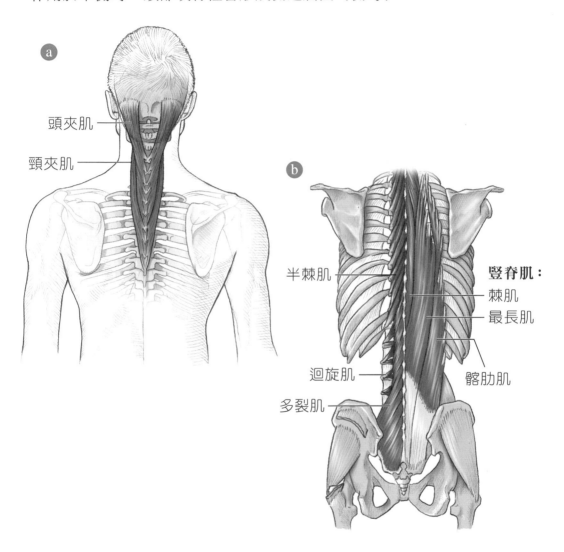

圖 5.2 脊椎的（a）表層以及（b）中間層和深層肌肉

背部的三塊深層肌肉是半棘肌、多裂肌和迴旋肌。這些肌肉除了動作和穩定性之外，還可以穩定脊柱，並有助於平衡和本體感覺（proprioception）。這些獨立的肌肉起自一塊椎骨的橫突，並止於一塊椎骨（或顱骨）的棘突上；起點高度上一至二節的位置為迴旋肌，二至四節為多裂肌，四至六節是半棘肌。

最常見的兩大類背部傷害，患部若非肌肉，就是椎間盤。雖然也有骨折和韌帶受損，但不常見，且可能無法透過傷害預防的練習加以避免。

腰薦肌肉拉傷

腰薦肌肉拉傷的患部是下背部脊椎周圍的肌肉，為最常見的下背部傷害之一（Will 等人，2018）。一如第 1 章的討論內容，拉傷實際上是肌肉撕裂。撕裂的程度分為 I、II、III 級，多數腰薦肌肉拉傷是輕微撕裂。腰薦肌肉拉傷可以是外傷，或是反覆發作而造成的。拉傷可能導致疼痛和痙攣，相關肌肉特別會受到影響，但也可能大範圍擴散。症狀往往會因站立、舉重和扭轉等動作而惡化。不良姿勢和不正確的舉重機制會是腰薦肌肉拉傷的風險因子，這一點固然是普遍認知，證據卻是有限。

椎間盤突出

椎間盤突出，係指椎間盤物質在動作上超出椎間盤的一般運動空間。突出的過程一開始是環狀纖維化的環狀纖維（annular fiber）失去功能，導致動作上會向外或隆起，通常是往後外側方向。當隆起惡化到一定程度，髓核可能穿過環狀纖維，此即突出（herniation）。一如腰薦肌肉拉傷，腰椎間盤突出可能因外傷或反覆發作而惡化。椎間盤突出所引起的疼痛，可能同時起因於「椎間盤隆起而壓迫神經」和「局部炎性物質增加」。目前尚未充分了解與身體活動相關的椎間盤傷害風險因子。

軀幹

軀幹也稱為**腹壁**（abdominal wall），有四大功能：

- 保護腹部器官（如肝臟）
- 儲存脂肪（特別是對男性而言）
- 幫助呼吸
- 軀幹的肌肉可形成脊柱的動作

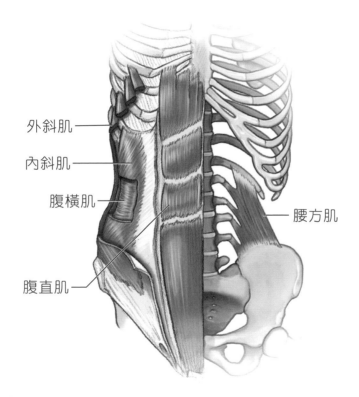

外斜肌

內斜肌

腹橫肌

腰方肌

腹直肌

圖 5.3 腹部和軀幹的肌肉

軀幹的表面解剖結構獨特，有三條纖維束帶（fibrous band）。白線（linea alba）是中間的纖維白線（即束帶），連結胸骨的劍突至恥骨聯合（pubic symphysis，即骨盆兩半之間的關節），並將前腹壁分為左右兩半。這在腹部表面上所形成的外觀，是一條垂直的皮膚溝槽。半月線（linea semilunaris）是一條從第9肋軟骨延伸至恥骨聯合附近的曲線，範圍至腹直肌的外側邊緣，並將腹直肌與外斜肌分開（見圖5.3）。半月線界於白線兩側2至4英寸的凸槽（convex groove）。腱劃（tendinous inscription）則是腹直肌上的水平線。

軀幹有五塊肌肉：腹直肌、外斜肌、內斜肌、腹橫肌、腰方肌。而豎脊肌從其於脊椎屈曲和伸展中的作用來看，豎脊肌也可視為軀幹肌肉。

- **腹直肌**：起自恥骨聯合和恥骨脊，止於胸骨的劍突和第5至7肋軟骨。腹直肌可使軀幹彎曲，是腰椎的主要屈肌。
- **外斜肌**：起自第5至12肋骨（下方8根）的外側表面，並與前鋸肌的止點和背闊肌的起點交匯（互相交叉）。外斜肌止於白線、恥結和髂嵴前半部。外斜肌作用於兩側時，有助於軀幹屈曲；個別作用時，可以使軀幹彎曲及向對側旋轉。關於外斜肌的肌纖維方向，有個簡單的記法是，其角度類似於將手插入前方口袋時的手指方向。
- **內斜肌**：內斜肌比外斜肌深，起於髂嵴前三分之二和腹股溝韌帶外側的那一半。內斜肌止於第10至12肋骨的肋下緣、白線和恥骨。內斜肌作用於兩側時，有助於軀幹的彎曲，這一點與外斜肌相同。然而，內斜肌作用於單側時，動作會與外斜肌相反，也就是會使軀幹往同一側屈曲和旋轉。有趣的是，內斜肌獨自作用且胸廓固定時，會使軀幹彎曲和向對側旋轉。
- **腹橫肌**：腹橫肌為腹肌的最深處，起自第7至12肋軟骨（下方6根）、

髂嵴和腹股溝韌帶外側三分之一的內部表面。腹橫肌止於白線（連同內斜肌）和恥骨脊。腹橫肌固然能有助於穩定軀幹，但主要作用卻是收縮（compression）和支撐腹部器官。

- **腰方肌**：這塊深層肌肉起自第 12 根肋骨下緣和腰椎橫突，止於髂腰韌帶和髂嵴。腰方肌有助於伸展脊柱，其動作會形成脊椎的側向屈曲。軀幹如果受傷，通常會影響到肌肉，影響程度則不一。以下說明的兩種傷害中，患部為肌肉的骨骼附連處之一，或是肌腹（muscle belly）本身，兩者其一。

運動型恥骨痛

運動型恥骨痛是核心肌肉損傷，即泛稱的「運動型疝氣」，為下腹部或腹股溝任何軟組織的拉傷或撕裂。運動型恥骨痛最常影響到的肌肉，是下腹部的斜肌和大腿的內收肌，主要為恥骨的肌肉附連處。單項運動的動作中，身體若是在負荷之下扭轉，則會導致下腹部或腹股溝的軟組織撕裂。運動型恥骨痛主要發生於需要快速變向的激烈專項運動，如美式足球、足球和冰球。這類傷害通常會導致受傷時腹股溝區域疼痛，雖可在休息後改善，但通常會在重新運動後復發（尤其是做出扭轉的動作時）。儘管通稱為**運動型疝氣**（sports hernia），卻不像更常見的腹股溝疝氣會在腹股溝處引起肉眼可見的隆起。

髖骨隆凸挫傷

髖骨隆凸挫傷是髂嵴的深處挫傷，起因通常是直接擊中或跌倒，特別常見於接觸型專項運動（如美式足球、冰球），或是運動員會單側跌倒的專項運動（如排球、滑板）。髖骨隆凸挫傷者，往往患部有疼痛和壓痛的情形。受傷復元通常需要停止運動，直到傷口癒合。

硬舉
DEADLIFT

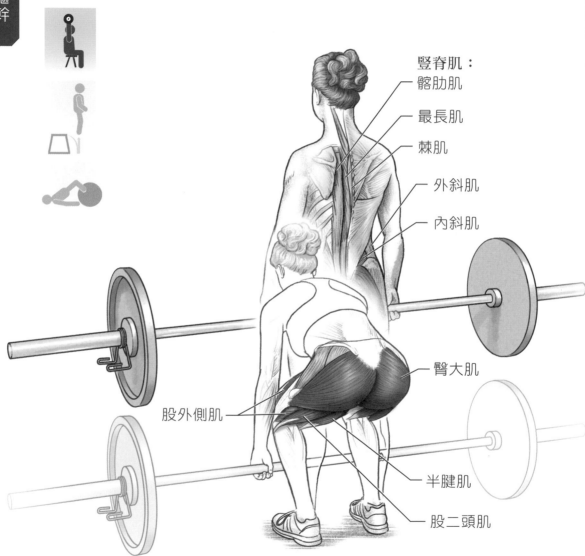

豎脊肌：
- 髂肋肌
- 最長肌
- 棘肌
- 外斜肌
- 內斜肌
- 臀大肌
- 股外側肌
- 半腱肌
- 股二頭肌

動作拆解

❶ 站立，雙腳在地板上與肩膀、髖部同寬，腳尖稍微向外。

❷ 蹲下，以旋前的閉合式握法握緊槓鈴，雙手與肩同寬。

❸ 註：放到最底部時，髖部應該低於肩膀，槓鈴應該在小腿前約 1 英寸（3 公分）處，背部應平，胸部挺出。

❹ 將槓鈴抬離地面時保持平背姿勢，手肘保持伸直。做出這個動作時，要伸展髖部和膝蓋，直到身體直立。勿使髖部上升速度快於肩膀。

❺ 仍然維持平背姿勢，彎曲髖部和膝蓋，慢慢將槓鈴放低到地面。

相關肌肉

・主要：臀大肌、膕旁肌（半腱肌、半膜肌、股二頭肌）、四頭肌（股直肌、股外側肌、股內側肌、股中間肌）

・次要：髖外展肌、髖內收肌（內收長肌、內收大肌、內收短肌）、豎脊肌（髂肋肌、最長肌、棘肌）、腹直肌、內外斜肌、腹橫肌

預防重點

　　硬舉會動到所有軀幹和大腿的肌肉；硬舉若要做得正確，下半身和軀幹的身形要端正。因此，硬舉是極佳的運動，可降低脊椎和軀幹受傷的風險。

　　將硬舉納入傷害預防計畫，可幫助到多數專項運動的選手。美式足球線鋒和啦啦隊的「底部」啦啦隊員是很好的兩例，做硬舉會特別有幫助。線鋒必須半蹲時站起來抵抗阻力，而啦啦隊的「底部」啦啦隊員必須支撐隊友。肌肉練得強壯，並維持身形端正，可以降低這些活動的受傷風險。

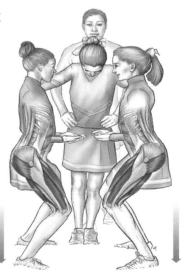

側棒式撐體
SIDE PLANK

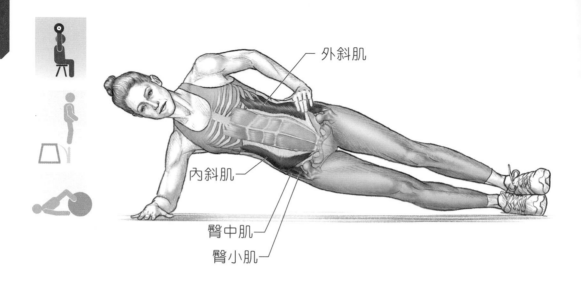

外斜肌

內斜肌

臀中肌

臀小肌

動作拆解

❶ 右側躺在地板上，右肘位於右肩下方，右前臂與身體垂直。

❷ 左腳放在右腳上面（或前面），左手置放在髖部，頭部保持在正中
位置，眼睛注視前方。

❸ 髖部抬離地面，右腳踝、膝蓋、髖部和肩膀呈一直線。

❹ 以等長收縮的狀態，使軀幹保持固定位置，右手肘直接放在右肩下
方，頭部保持在正中位置。

相關肌肉

· 主要：內外斜肌、臀中肌、臀小肌
· 次要：腰方肌、豎脊肌（髂肋肌、最長肌、棘肌）

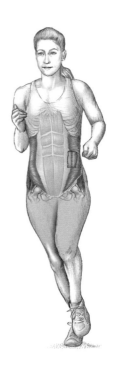

預防重點

　　對於體操類型需要穩定脊椎的專項運動來說,增加脊椎和軀幹肌肉的力量,可降低受傷的風險。體操選手在展現豐富技巧和保持不同身體姿勢時,必須抵抗脊椎和軀幹的側偏。因此,側棒式撐體成了既能提高運動表現,又能降低受傷風險的絕佳訓練方式。

　　多加鍛鍊側棒式撐體會動到的肌肉,可增加脊椎穩定性和髖外展肌的肌力,且已證實可減少這些部位的傷害(Moffroid 等人,1993)。雖然第 6 章會更全面探討髖部,但本章的重點在於側棒式撐體和髖外展肌的肌力。若干專項運動會依靠該肌肉的肌力來降低受傷風險。跑步是其中一個例子:跑者的腳每次接觸地面時,髖外展肌必須以離心動作來抵抗髖部內收。跑者練習側棒式撐體,可降低髖部和其他下肢的受傷風險。

變化型

側棒式撐體,加上髖部外展 Side Plank With Hip Abduction

　　依本章節說明練習側棒式撐體。當髖部離開地板且身體呈直線時,上方的腳離開下方的腳。這個外展動作可重複一定次數。此變化型因為少了上面那隻腳的協助,可進一步練到髖外展肌和軀幹肌肉的肌力。

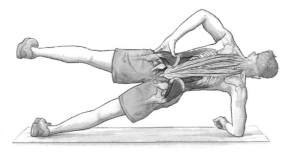

半跪姿 PNF 砍劈
HALF-KNEELING PNF CHOP

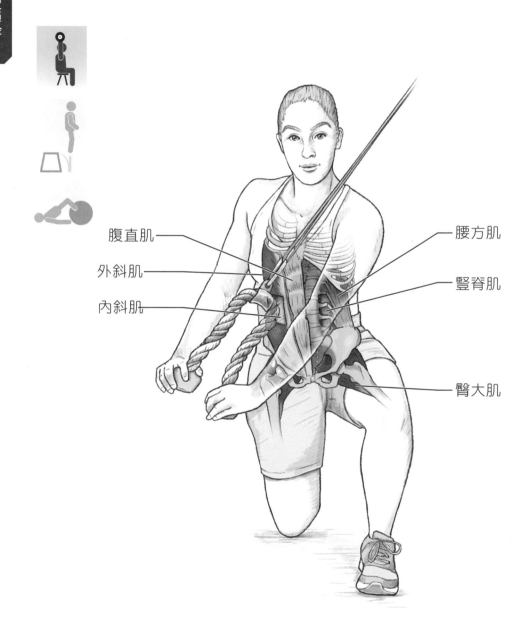

腹直肌

外斜肌

內斜肌

腰方肌

豎脊肌

臀大肌

動作拆解

❶ 和滑輪機之間呈垂直角度，以外側的腳跪著，雙膝彎曲成 90 度。

❷ 雙手抓住繩子、把手或橫桿等負重後往下拉，從肩膀上方到另一側的髖部斜劃過身體，同時手肘保持伸展。

❸ 慢慢回到起始位置。

相關肌肉

· 主要：內外斜肌、臀大肌
· 次要：豎脊肌（髂肋肌、最長肌、棘肌）、腹直肌、腰方肌

預防重點

　　半跪姿 PNF 砍劈可模擬許多專項運動中會有的旋轉動作，例如美式足球或足球中的變向，或是籃球中的防守。不過，本動作格外能幫助到的項目是棒壘球中的打擊。棒壘球的擊球是一種強而有力的快速動作，球員必須形成大量的力，接著快速針對這個力所產生的動作加以減速。鍛鍊本動作中的相關肌肉，會有助於為身體活動做好準備，保護肌肉不受到傷害。

變化型

PNF 藥球砍劈 PNF Medicine Ball Chop

　　半跪姿 PNF 砍劈有多種變化型。此處所介紹的動作更具有彈震力（ballistic）。本動作產生阻力的器材是藥球，而非繩索。執行時會採相同的半跪姿，但藥球要舉過頭頂。兩手臂向下，並往另一側的髖部方向斜劃過身體，將球大力砸到地板。

站姿 PNF 抬舉
STANDING PNF LIFT

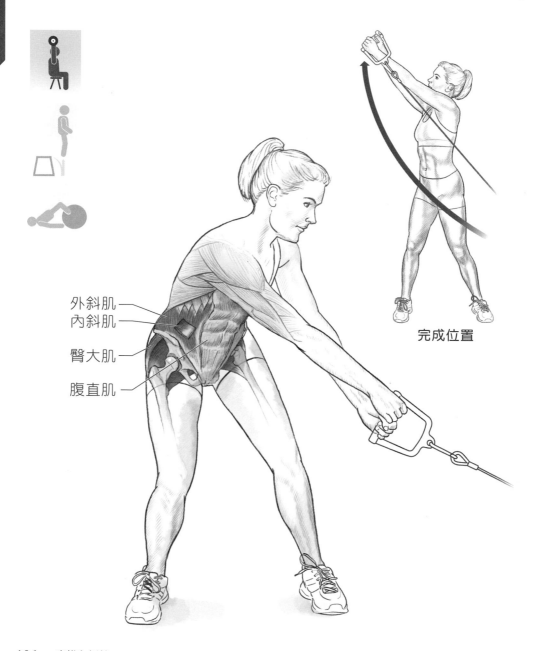

外斜肌
內斜肌

臀大肌

腹直肌

完成位置

動作拆解

❶ 站立，和滑輪機之間呈垂直角度。

❷ 雙手抓住繩子、把手或橫桿等負重後往上拉，從靠近臀部到另一側的肩膀上方斜劃過身體，同時手肘保持伸展。

❸ 慢慢回到起始位置。

相關肌肉

- 主要：內外斜肌、臀大肌
- 次要：豎脊肌（髂肋肌、最長肌、棘肌）、腹直肌、腰方肌

預防重點

　　如同斜劃過身體的 PNF 砍劈，站姿 PNF 抬舉可模擬許多專項運動中會有的旋轉動作，例如網球中的反手拍擊球。雖然一般認為網球中的反手拍擊球是上肢運動，但也會動到下肢和軀幹的肌肉。如果重點只放在上肢，脊椎或軀幹受傷的風險會增加。針對網球會動到的所有肌肉，加強相關的肌肉訓練，便可降低這類傷害的風險。

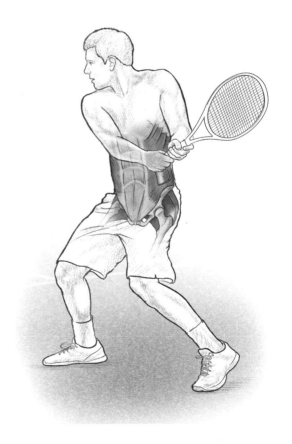

俯臥直腿後擺
REVERSE HYPEREXTENSION

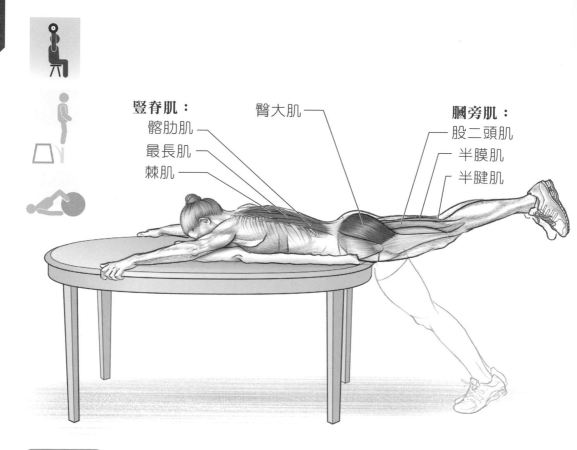

豎脊肌：
髂肋肌
最長肌
棘肌

臀大肌

膕旁肌：
股二頭肌
半膜肌
半腱肌

動作拆解

❶ 膝蓋伸直，在桌子、羅馬椅或臀腿抬高機上呈俯臥姿勢。

❷ 雙手扶桌。

❸ 下肢併攏並同時抬起，與軀幹呈一直線；避免腰椎過度伸展。

❹ 慢慢放低到起始位置。

相關肌肉

- 主要：豎脊肌（髂肋肌、最長肌、棘肌）、臀大肌
- 次要：膕旁肌（半腱肌、半膜肌、股二頭肌）

預防重點

　　背部肌肉獲得鍛鍊後，在專項運動的活動中，背肌會更能穩定脊椎。所謂穩定，並不是要脊椎不動，而是以相對受到控制的方式展開動作。游泳是受益於俯臥直腿後擺這類動作的專項運動，尤以自由式和蝶式為最。這兩項泳式除了側彎和旋轉以外，選手的脊椎也會伸展和屈曲。因此，鍛鍊豎脊肌之後，肌肉將更能做出前述動作，藉此降低脊椎和軀幹的受傷風險。

變化型

藥球過頂拋擲 Medicine Ball Overhead Toss

　　本動作變化型可模擬許多專項運動中的爆發力。練習時採取舒適、直立的姿勢，雙腳分開與肩同寬，並在髖部的高度握住藥球。將球放低到地板上，接著用雙臂將球往上方和後面拋丟，越過頭頂傳給夥伴。

藥球側拋
MEDICINE BALL SIDE TOSS

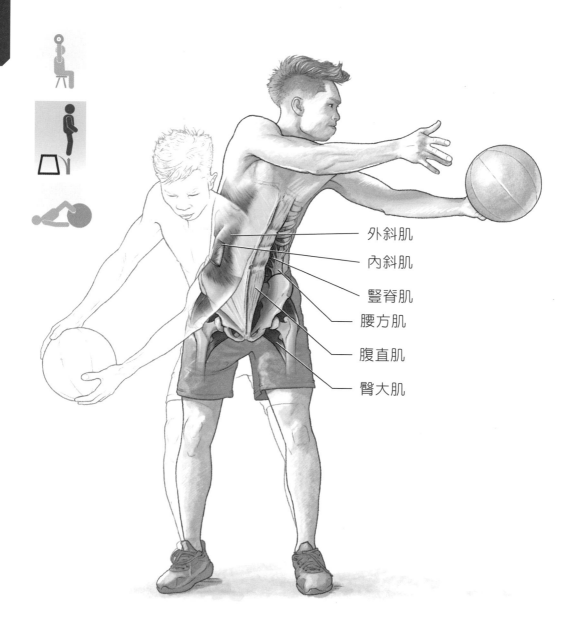

外斜肌

內斜肌

豎脊肌

腰方肌

腹直肌

臀大肌

動作拆解

❶ 站在距離牆壁約 6 英尺（1.8 公尺）的地方，和牆壁之間垂直，保持舒適、直立的姿勢；雙腳與肩同寬，並在髖部的高度握住一顆藥球。

❷ 保持雙腳著地，上半身轉身離開牆壁，用雙臂將球丟向牆壁。

❸ 接住反彈回來的球，立刻再投。

相關肌肉

・主要：內外斜肌、臀大肌

・次要：豎脊肌（髂肋肌、最長肌、棘肌）、腹直肌、腰方肌

預防重點

　　針對脊椎和軀幹形成旋轉的肌肉加以鍛鍊，可提升這些肌肉在專項運動中的表現。如同半跪姿 PNF 砍劈和站姿 PNF 抬舉，藥球側拋也可模擬許多專項運動中會有的旋轉動作，例如網球的擊球，或是棒壘球的投球。還有個例子是美式足球角衛的所需動作，角衛會需要倒退跑，用爆發力轉身，掩護接球手。藥球側拋便是能幫助選手做好這類動作的一項絕佳練習。

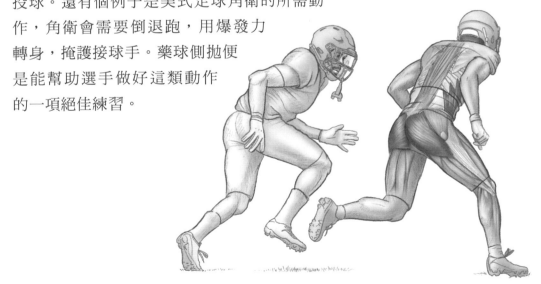

變化型

跳步後側拋 Shuffle to Side Toss

本變化型的起始動作和藥球側拋一樣，不過是在距離牆兩、三步的地方跳步開始動作。外側的腳不動，用雙臂將藥球扔到牆上。球很可能會掉地上；撿起球，重複以上動作。

註：有兩項練習動作在本章沒有描述，但必須特別提及的是羅馬尼亞硬舉（RDL），以及哥本哈根髖部內收。這兩項動作均會在第 7 章介紹。傳統上認為羅馬尼亞硬舉能鍛鍊膕旁肌，並降低下背部的受傷風險。為了能適當執行本動作，主要會以等長收縮的方式，針對背部伸肌進行超負荷練習。

哥本哈根髖部內收則用來降低腹股溝（即髖內收肌）的受傷風險，包括運動型恥骨痛。如本章所說明，運動型恥骨痛的患部包含髖內收肌。

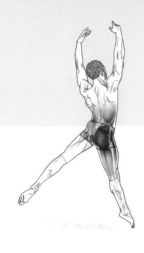

髖部

　　髖部是骨盆和股骨之間的關節。髖關節的健康和完整其重要性自不待言，但也有充分證據顯示，當髖部功能正常時，其他關節（特別是膝蓋和背部）更能發揮作用。本章將檢視髖部的相關解剖結構、常見傷害，以及可降低相關傷害風險的動作。

　　髖關節是球和球窩的結構，可做出若干種幅度的動作。其骨骼結構和周圍軟組織的結合，形成相對穩定的關節構造，而幾乎不需肌肉活動。

　　構成髖關節的骨骼是骨盆和股骨（見圖 6.1）。股骨頭（球）陷入髖臼（球窩）之中，髖臼同時朝向前方和外側；而前向或側向的幅度可能會使某些人容易受傷。骨盆由髂骨、坐骨和恥骨組成。一如其他關節，骨盆和股骨的關節面也覆蓋著軟骨，但也有一些軟骨以輪狀的方式，分布在球窩大部分區域的邊緣。該軟骨邊緣是髖臼唇，類似於肩關節的盂唇，且一如肩膀的盂唇，髖部的髖臼唇可能撕裂或脫離。三條主要韌帶匯合，形成一個圍繞關節的囊（capsule），藉此提高被動穩定性（passive stability）。

　　髖部由若干肌肉包圍，這些肌肉既產生動作，又能提供額外的穩定性。肌肉可分為後側、前側和內側的肌群。包含所有內側肌群在內，其中一些肌肉將於第 7 章討論大腿時介紹。本章將深入討論髖部的後、前側肌肉。

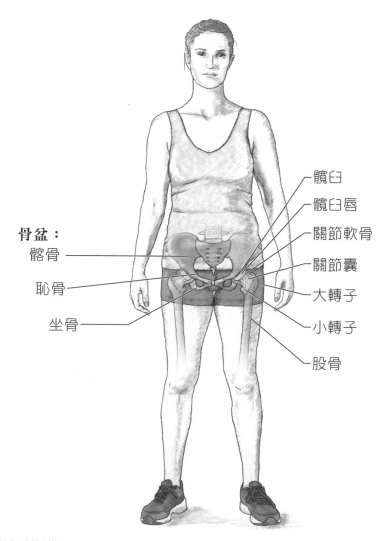

骨盆：
髂骨
恥骨
坐骨

髖臼
髖臼唇
關節軟骨
關節囊
大轉子
小轉子
股骨

圖 6.1 髖部的解剖結構

髖部後側肌肉

　　髖部後側肌肉可分為較大且較淺層的臀肌，以及較深、較小的肌肉群，後者司掌大腿的側向旋轉（見圖 6.2）：

- **臀大肌**：身體最強壯的肌肉之一。站立時，臀大肌會覆蓋坐骨粗隆；坐著時（在髖部屈曲期間），肌肉的下緣會往上滑動，使坐骨粗隆成為較表層的結構。臀大肌起自髂嵴、薦骨、尾骨，以及薦椎結節韌帶；止於髂脛束（IT band）和股骨的臀肌結節（gluteal tuberosity）。臀大肌是髖關節處的大腿伸肌，十分有力；雖然臀大肌也可往外側旋轉大腿，但主要功能是將大腿從屈曲位置拉成與身體呈一直線（如爬樓梯時）。

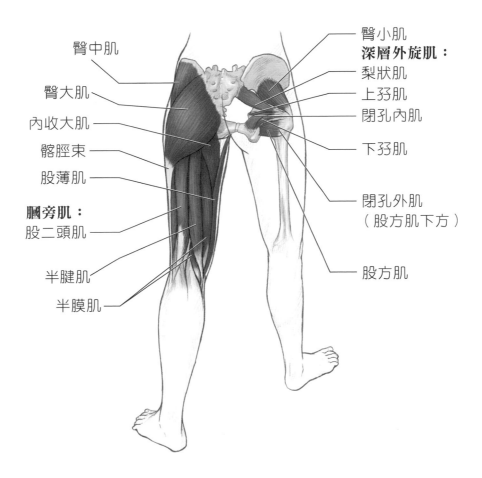

臀中肌
臀大肌
內收大肌
髂脛束
股薄肌
膕旁肌：
股二頭肌
半腱肌
半膜肌

臀小肌
深層外旋肌：
梨狀肌
上孖肌
閉孔內肌
下孖肌
閉孔外肌
（股方肌下方）
股方肌

圖 6.2 髖部後側肌肉

- **臀中肌**：臀中肌也位於臀部的後側。臀中肌的位置比臀大肌深，起自髂骨的外側表面，在臀前線和臀後線之間，止於股骨大轉子的外側表面。臀中肌分為三部位，拜此之賜，能執行多項動作。臀中肌可外展大腿，並在髖關節處執行股骨的內旋（前側）和外旋（後側）。也有助於在同一側承受重量時穩定骨盆（即防止另一側下垂）。此外，臀中肌可使站立時的髖部內收和內旋幅度有所限制，藉此協助控制膝蓋向內（外翻）的動作。
- **臀小肌**：臀小肌是最深、最小的臀部肌肉，起自髂骨外側表面，在臀前線和臀下線之間，止於股骨大轉子的前側表面。臀小肌有助於臀中肌在髖關節處進行大腿外展和內旋。
- **深層外旋肌**：由六塊肌肉組成，分別是梨狀肌、閉孔內肌、上孖肌、下孖肌、股方肌，以及閉孔外肌（雖然閉孔外肌位置靠前側，但功能上屬於外旋肌）。這些肌肉通常歸為一組，原因在於有相同的主要動作，且大致上會一起作用。六塊肌肉均起自骨盆，並止於大轉子；顧名思義，均負責髖關節處的大腿側向（即向外）旋轉。

髖部前側肌肉

　　髖部前側肌肉有一大用途，即髖部處的大腿屈曲。此處多數肌肉結構不同，但有些和其他肌肉在共同部位匯合，或是有相同止點（見圖 6.3）。

- **髂腰肌**：髂腰肌由兩塊具有獨特起點的肌肉組成，在同一止點匯合，並執行相同的動作。髂腰肌主要功能是髖關節的大腿屈曲，但同時也使髖關節有一定的穩定性，且可使軀幹屈曲。
  - ›› 腰大肌：腰大肌起於 T12 至 L5 椎骨，以及其中椎間盤的兩側，止於股骨的小轉子。
  - ›› 髂肌：起自髂嵴、髂窩和薦髂前韌帶，連同腰大肌止於小轉子。

- **闊筋膜張肌：**闊筋膜張肌是一塊小肌肉，起自髂前上棘（ASIS）和部分的髂嵴，止於髂脛束（IT）帶。闊筋膜張肌有助於大腿在髖關節處進行屈曲、外展和內旋，但也可繃緊髂脛束和闊筋膜（圍繞大腿肌肉的結締組織帶），這一項獨特功能可讓大腿肌肉以更強的力道展開動作。有趣的是，由於臀大肌也止於髂脛束，闊筋膜張肌可使臀大肌協助將膝關節保持在伸展的位置。

- **縫匠肌：**裁縫師蹲坐時，這塊肌肉的走向是斜穿過大腿，故以此獨特的肌肉走向來命名。縫匠肌主要起自 ASIS，止於其下方缺口的上部（該缺口由 ASIS 和髂骨前下棘形成），也止於脛骨內側面的上部。這個止點和股薄肌、半腱肌的止點相同，稱為鵝掌（在第 7 章中提及）。

髂脛束

有另一個結構與許多傷害有關，因此不得不提，這個結構就是髂脛束。髂脛束是一條厚的筋膜纖維組織，從骨盆上的髂嵴向遠端延伸，並在脛骨近端外側有多個止點，即格迪氏結節（Gerdy's Tubercle）等。髂脛束可穩定特別是以額狀面（frontal plane）為主的髖部，並在跑步時可儲存大量能量（Hutchinson 等人，2022）。在儲存能量後，會釋放能量，進而提高跑步的經濟性。

髖部的疼痛和傷害，是運動員功能障礙的常見原因。過去認為多數髖部疼痛是和肌肉相關的損傷；肌肉固然可能是疼痛的來源，但透過認識並了解髖部，也顯示存在著許多其他類的傷害。髖部的常見傷害可能發生在骨骼結構、肌肉、肌腱和韌帶上。各類型傷害均有獨特機制，以下段落將加以介紹。

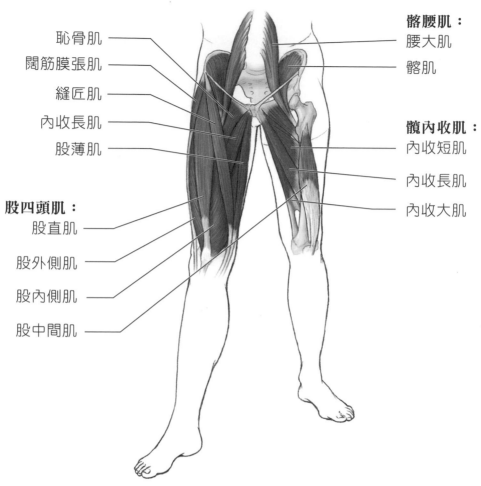

恥骨肌

闊筋膜張肌

縫匠肌

內收長肌

股薄肌

髂腰肌：
腰大肌

髂肌

髖內收肌：
內收短肌

內收長肌

內收大肌

股四頭肌：
股直肌

股外側肌

股內側肌

股中間肌

圖 6.3 髖部前側肌肉

股骨髖臼夾擠症（FAI）

　　股骨髖臼夾擠症（FAI）和骨骼沿著股骨的頭增生有關，或是和髖臼（髖臼杯）的生長方向異常有關，又或是兩者因素兼具。關節介面會因此不規則，導致骨骼在運動過程中相互摩擦。這類接觸最終可能會刺激或傷害髖部結構，造成疼痛，使活動受限。FAI 共有三類：鉗夾型

（pincer）、凸輪型（cam）和混合型。髖臼深入往下或側向發展時，會形成鉗夾型，導致前壁的骨骼伸出，越過髖臼的正常邊緣位置。骨骼增生，超越股骨的前側交界處（anterior junction）時，則形成凸輪型，這會使髖部在屈曲和內旋時，更加壓迫到前側關節。混合型夾擠為鉗夾型和凸輪型同時存在的一種型態。FAI 形成機制目前尚不清楚，可能包括遺傳和環境因素。若有 FAI 但沒有疼痛或功能障礙時，應視為正常表徵，對於發生率較高的運動員族群更是如此。感到疼痛時，痛的部位主要會是髖關節前面，向下延伸至腹股溝部位。若產生症狀，轉身、扭動和深蹲等動作可能會加劇運動員的疼痛。

髖部大轉子疼痛症候群

髖部大轉子疼痛症候群，有時會稱為**轉子滑囊炎**（trochanteric bursitis）或臀肌腱病變（gluteal tendinopathy），其成因是會影響到臀肌腱和滑囊的退化性變化。滑囊是充滿液體的囊，通常位於肌腱下方（較深處），可因此減少摩擦力。據運動員形容，進行跑步、跳躍和落地等與衝擊相關的活動時，髖部外側（側面）的疼痛會隨之增加。如果髖部外展肌的肌力弱，則運動時往往會產生更大的髖部內收，而這一點和疼痛之間的因果關係仍屬未知。前述內收加劇時，會壓迫大轉子處臀中肌和臀小肌的肌腱，進而可能更加刺激這些肌腱。此外，當髖內收加劇時，髂脛束同樣可以對臀肌腱給予更大的壓力。在專項運動中，前述髖內收加劇的情形，患部通常是另一側的骨盆下垂（見圖 6.4）。

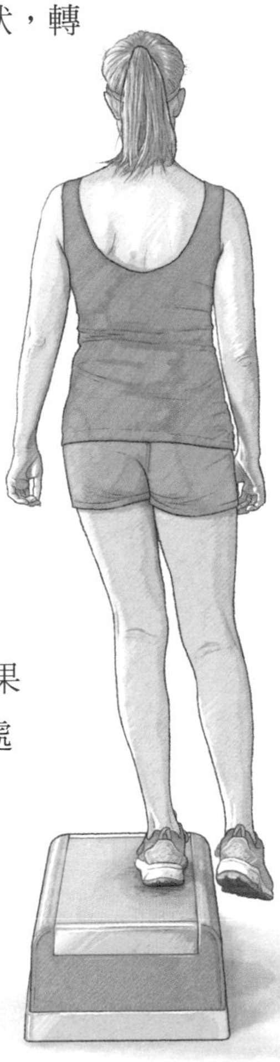

圖 6.4 骨盆下垂的例子

彈響髖症候群

顧名思義，彈響髖症候群是一種彈響的感覺，患部可能是髖部的外、前或後側。發生時機通常是用力抬起或擺動下肢時，並和髂脛束或臀肌腱滑過大轉子有關。後側彈響雖然不常見，但和某條膕旁肌滾過坐骨粗隆有關。髖部前側彈響，則可能和髂腰肌肌腱滾過髖部周圍的若干結構有關，主要是在髖關節前側附近；前述結構的例子有骨頭突出處，甚至是肌腱的另一部分。

髖部屈肌拉傷

髖部屈肌有數塊，但最有可能拉傷的是髂腰肌（髂肌和腰大肌）和股直肌。本章主要探討髂腰肌拉傷；股直肌拉傷的討論請參見第 7 章。雖然髖部屈肌拉傷有急、慢性之別，但慢性較為常見。踢球或衝刺等任何需要重複、大力屈曲髖部的動作，都可能導致慢性的過度使用傷害，例如**舞者髖**（Dancer's hip）和**跳遠選手髖**（jumper's hip）是其他類型的髖部屈肌拉傷，發生時機通常是髖部在外旋位置不斷屈曲時。髂腰肌的拉傷則可能與肌腱刺激和前側彈響有關。通常是肌肉大力離心收縮，或是在比賽場地、對手等外力的影響下肌肉急速屈曲，進而形成急性傷害。

髂脛束症候群

髂脛束症候群是過度使用傷害，在跑者和自行車選手中很常見。髂脛束和前面已探討的彈響髖症候群有關，是和摩擦相關的傷害。已提出的見解是髂脛束會和股骨外側髁摩擦，進而因摩擦導致疼痛。然而，近期研究指出，股骨外側髁和髂脛束之間的表面，實際上所發生的並非摩擦，而是壓迫，壓迫會刺激到髂脛束深處的神經（Archbold和 Mezzadri，2014；Fairclough 等人，2007）。這一點之所以重要，是因為起因可能不是一般認知的過於緊繃（Fairclough 等人，2007；Hutchinson 等人，2022）。不過，髂脛束症候群的病因仍不清楚。

側躺式髖部外展
SIDE-LYING HIP ABDUCTION

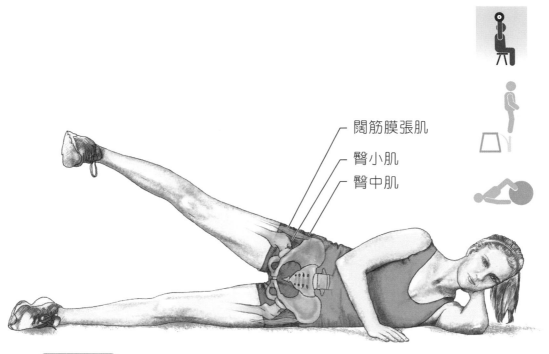

闊筋膜張肌

臀小肌

臀中肌

動作拆解

❶ 側躺，一隻腳放在另一腳上，足部朝正前方。

❷ 保持膝蓋打直，上方的腳足部稍微向下，抬高 6 到 8 英寸（15 至 20 公分），足部不要向前移動。

❸ 慢慢放低到起始位置。

❹ 註：針對上方的那隻腳，也可以穿上腕戴式承重沙包或其他外部阻力，來增加本動作的強度。

相關肌肉

· 主要：臀中肌、臀小肌

· 次要：闊筋膜張肌

運動傷害預防・修復訓練全書　121

預防重點

　　鍛鍊髖部外展肌，不僅能提高肌力和功能，還能改善功能並降低膝蓋受傷的風險（Stearns-Rei-der等人，2021）。儘管蚌殼式動作通常有此效果，但側躺式髖部外展更能有效徵召髖外展肌的肌肉（Moore等人，2020）。

　　第5章曾簡單說明：髖外展肌在跑步等活動中有重要作用，可在運動員足部著地時減少髖內收，這一點在籃球運動中之所以格外重要，是因為髖內收會導致動態外翻動作，這是膝蓋受傷的危險因子，特別是籃球中極為常見的 ACL 斷裂。其他肌肉的肌力雖然也很重要，但強壯的髖外展肌可抵抗動態外翻動作中的髖內收部分，藉此降低 ACL 和其他膝蓋受傷的風險。

變化型

靠牆式等長髖部外展 Wall Isometric Hip Abduction

　　顧名思義，這項動作會使髖外展肌等長收縮，但不僅僅是一側，而是兩側的髖外展肌都會動到。執行本動作時，要站在牆壁或門框的一側。單腳站立，最靠近牆壁的髖部彎曲成90度，膝蓋的外側（側面）靠在牆上。在這個姿勢下將膝蓋外側推往牆壁；於一定的時間內保持動作，並在兩側重複。髖部屈曲時，其外展肌會主動使膝蓋外側推向牆壁，而另一側髖部的外展肌則形成等長效果，使髖部和骨盆對齊。

徒手協助離心髖部外展
MANUAL ECCENTRIC HIP ABDUCTION

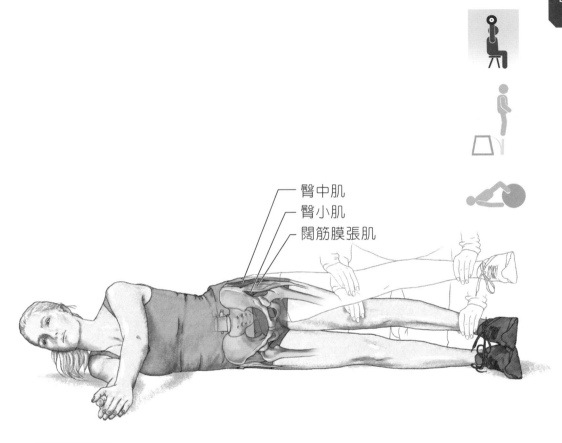

臀中肌
臀小肌
闊筋膜張肌

動作拆解

❶ 側躺，陪練員跪在身後。

❷ 保持膝蓋打直，抬高上方的腳，距離下方的腳約 12 英寸（30 公分）。

❸ 陪練員的一隻手放在上方那隻腳的膝蓋上方一點，另一手放在腳踝
　上，將上方的腳往下方的腳推動。執行時，盡可能抵抗阻力。

❹ 上方的腳接觸到下方的腳後，再次抬高，並重複動作。

相關肌肉

- 主要：臀中肌、臀小肌
- 次要：闊筋膜張肌

預防重點

　　如先前說明，鍛鍊髖部外展肌不僅可以提高肌力和功能，還可以改善功能並降低膝蓋受傷的風險；以離心方式訓練更能如此（Stearns-Reider 等人，2021）。選手所從事的專項運動中，若有跑步或單腳減速的動作，則此練習會格外受用。先前也曾以跑步為例探討過，腳著地時，髖部會有內收的傾向；髖部外展肌會產生離心運動來減慢該動作，並減少這種向內的動作。髂脛束摩擦症候群是越野跑者常會發生的運動傷害，其中一項常見機制，便是本段所說明的髖部內收。離心髖部外展這一類的運動，可以減少髖部內收，藉此降低髂脛束摩擦症候群的風險。

　　離心髖部外展也能幫助到任何必須單一下肢著地的運動員，例如芭蕾舞者。跳躍落地時，舞者必須穩定住承受重量的下肢。一如越野跑步，髖部外展肌的離心動作有助於提供這種穩定性。髖部受傷在芭蕾舞中很常見；本動作的目標是將髖部外展肌練得更強，藉此降低這類傷害的風險。

閉鎖式離心外展 Closed Chain Eccentric Hip Abduction

另一種離心髖部外展的練法是以閉鎖式展開（in a closed chain）。訓練時，右腳站在台階上，同時左腳離開台階。保持右膝伸直，左側髖部往地板方向放低，然後抬得愈高愈好。這個練習的多數動作來自髖部，一小部分則來自脊椎。針對台階上的那隻腳，本練習動作會動到該腳的髖部外展肌（本例為右腳）。

阻力側跨步 Resisted Side Step

髖部外展肌有個練法很受歡迎，就是阻力側跨步，有時也稱為怪獸走路（monster walk）。開始時先站著，腳踝周圍纏繞彈力帶，雙腳往內翻。保持膝蓋打直，右腳往右跨出，然後左腳慢慢往右跨步。過程中，要保持彈力帶的緊繃度。在特定的距離（例如 30 英尺）之間重複以上動作，接著從左腳開始，回到起始位置。

健身凳橋式或臀推
BENCH BRIDGE OR HIP THRUST

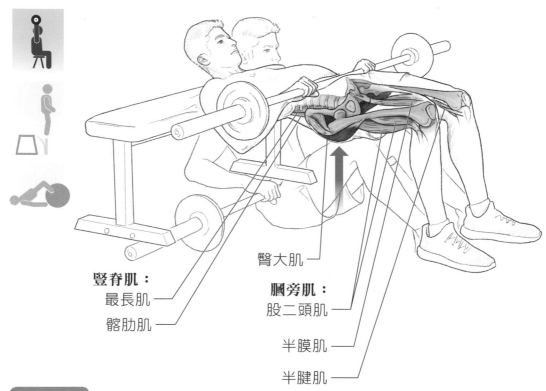

臀大肌

豎脊肌：
最長肌
髂肋肌

膕旁肌：
股二頭肌
半膜肌
半腱肌

動作拆解

❶ 坐在長椅上，兩腳著地，雙手握住槓鈴，橫放腰間。

❷ 雙腳往前，身體僅肩胛骨與長椅接觸，雙腳仍保持在地板上。

❸ 開始訓練時，膝、髖、肩呈一直線。

❹ 肩胛骨維持在長椅上，髖部往地板方向放低（屈曲）。

❺ 抬高髖部，回到起始位置。

相關肌肉

- 主要：臀大肌
- 次要：膕旁肌（半腱肌、半膜肌、股二頭肌）、豎脊肌（髂肋肌、最長肌、棘肌）

預防重點

　　髖部伸肌的鍛鍊，能讓肌肉準備展開專項運動的動作，也有助於提高髖部和膝關節兩者的穩定度。由於臀大肌可使大腿外旋，且止於髂脛束，所以有助於髖部伸展時穩定膝蓋。此外，當臀大肌提供髖部伸展時，並不需要大量依賴膕旁肌來協助完成此動作。因為有見解認為，衝刺時的髖部伸展階段會動到膕旁肌，這是一種可能使膕旁肌受傷的機制，所以鍛鍊臀肌可能可以降低衝刺時的受傷風險。

變化型

單腳健身凳橋式 Single-Leg Bench Bridge

　　健身凳橋式的一項進階變化型，是以單腳著地的姿勢鍛鍊。訓練時，僅需要單腳離地，並依前面所述進行練習。本動作是更具挑戰性的健身凳橋式變化型，需要以下肢的肌肉接觸地面，來控制並形成所需的動作。一如許多練習動作，可用槓鈴或藥球等物品來增加外部阻力，展開進階訓練。

前跨步弓步蹲
FORWARD LUNGE

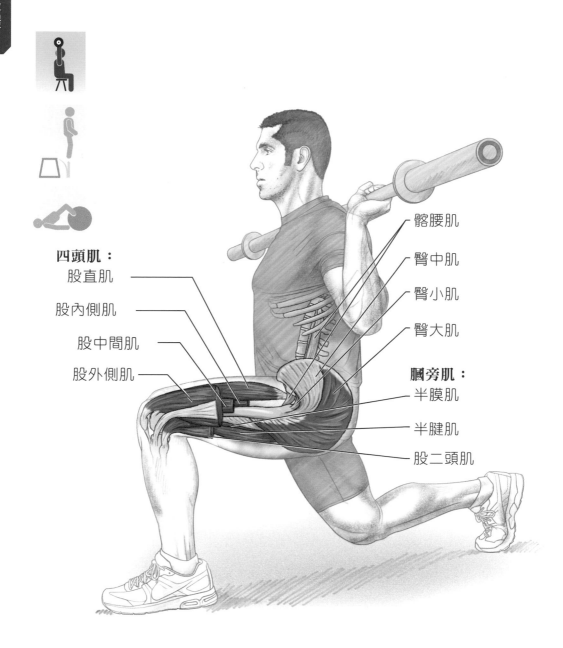

四頭肌：
股直肌
股內側肌
股中間肌
股外側肌

髂腰肌
臀中肌
臀小肌
臀大肌

膕旁肌：
半膜肌
半腱肌
股二頭肌

動作拆解

❶ 槓鈴放在頭部後方並越過雙肩，一隻腳直接往前踏一大步，軀幹打直。

❷ 前腳平放在地面上，朝向正前方，後膝微彎。

❸ 雙腳取得平衡後，前腳的髖部和膝蓋慢慢彎曲，後腳的膝蓋朝地面放低。前腳的膝蓋應對齊前腳的第二、三個腳趾（前腳仍平放在地面上）。

❹ 後腳仍微彎，同時放低至距地面 1 至 2 英寸（3 至 5 公分）處。此時，前膝彎曲約 90 度，小腿和地面垂直（實際弓步蹲的深度，主要取決於個人髖部的彈性）。

❺ 後腳的前腳掌和整個前腳之間，均勻平衡體重。

❻ 將身體的平衡重心轉向前腳，伸展前腳的髖部和膝蓋，用力蹬離地板，回到起始位置，軀幹姿勢維持不變。

相關肌肉

- 主要：臀大肌、膕旁肌（半腱肌、半膜肌、股二頭肌）、四頭肌（股直肌、股外側肌、股內側肌、股中間肌）
- 次要：髂腰肌、臀中肌、臀小肌

預防重點

前跨步弓步蹲有很多好處：不僅可以鍛鍊相關肌肉，也能加強以膝蓋為主的下肢對齊動作。對於足球員等會需要減速和快速變向的運動員來說，弓步蹲格外受用。當進攻中的足球選手帶

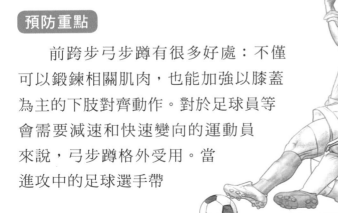

球接近對手時，通常會一隻腳踩在地上，以該腳用力蹬開後，轉換方向。這種突然減速的動作，最有可能導致受傷；而如果能特別鍛鍊單腳下肢的減速力量，則運動時會更安全。前跨步弓步蹲則是這類練法的絕佳入門。

變化型

側跨步弓步蹲 Side Lunge

此動作的步驟與前跨步弓步蹲相同，但改為側向。槓鈴放在頭部後面，越過雙肩，左腳向左跨出一大步。腳朝正前方，彎曲左膝，身體放低至感到舒適的高度。維持膝蓋部位端正（即膝蓋對齊第二、三個腳趾）。側跨步弓步蹲時，後腳（右腳）膝蓋保持伸展。左腳蹬開地面後，回到起始位置。

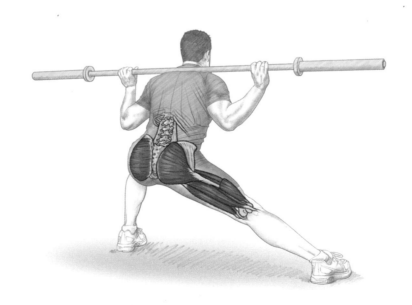

分腿蹲跳
SPLIT SQUAT JUMP

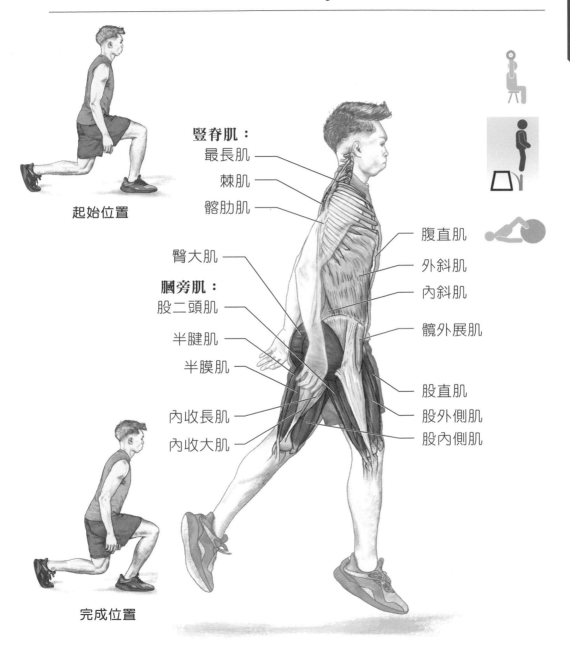

起始位置

豎脊肌：
最長肌
棘肌
髂肋肌

臀大肌

膕旁肌：
股二頭肌

半腱肌

半膜肌

內收長肌

內收大肌

腹直肌

外斜肌

內斜肌

髖外展肌

股直肌

股外側肌

股內側肌

完成位置

動作拆解

❶ 腿分開站立，採取蹲姿；以相對於身體的位置，一腳前，一腳後。髖部和膝關節均應彎曲到大約 90 度。

❷ 膝關節適當對齊下肢，稍微蹲下後立即跳起，以雙臂輔助動作。

❸ 落地時，維持同樣的分腿蹲跳姿勢，立即重複起跳。注意膝蓋適當對齊，且要跳到最高點。

相關肌肉

· 主要：臀大肌、膕旁肌（半腱肌、半膜肌、股二頭肌）、四頭肌（股直肌、股外側肌、股內側肌、股中間肌）

· 次要：髖外展肌、髖內收肌（內收長肌、內收大肌、內收短肌）、豎脊肌（髂肋肌、最長肌、棘肌）、腹直肌、內外斜肌、腹橫肌

預防重點

　　分腿蹲跳是良好的增強式訓練法，可訓練爆發力之外，也能幫助練習膝蓋對齊。前面的腳經過鍛鍊後，可避免動態外翻動作;而蹲姿跳躍時，會練到相關肌肉，尤其是髖部前後側的肌肉。

· 前側：在動作上，固然是前腳在負責執行本練習的多數環節，但後腳的前側在底部位置也會繃緊，協助跳躍。此外，準備落地時，後腳肌肉會快速離心收縮，許多

專項運動有相似的動作。

- **後側：**在動作上，前腳負責執行本練習的多數環節。此外，髖部後側的肌肉在底部位置也會繃緊到極致之後，負責幫助運動員在空中跳躍。如同前側肌肉，後側肌肉在落地時會快速離心收縮。

　　以髖部屈肌快速展開離心至向心的動作來說，短跑和足球是最常見的兩個專項運動。分腿蹲跳可模擬其中的快速動作。

變化型

交互式分腿蹲跳 Cycled Split Squat Jump

　　交互式分腿蹲跳非常類似分腿蹲跳，開始時的動作一樣，但在空中時會前後互換，故落地時兩腳位置相反。本練習如同分腿蹲跳，對短跑運動員和足球員會有幫助：短跑、長傳和射門時，運動員的髖部屈肌都會離心收縮轉變至向心收縮。

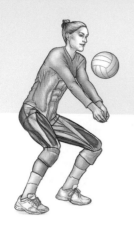

7

大腿

　　大腿位於髖部和膝蓋之間，雖然在定義上，大腿不是特定的單一或一系列關節，卻具有獨特結構，且經常受傷，需要詳細探討（見圖 7.1）。大腿受傷時，多數是軟組織受損，其中以肌肉為最。雖然大腿骨（股骨）和大腿內的神經也可能會受傷，但這類傷害遠遠少於周圍結構的受傷事件。

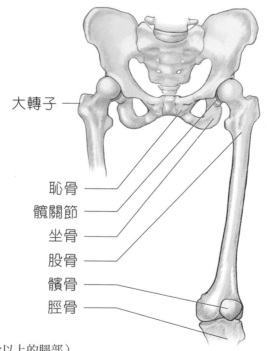

大轉子

恥骨
髖關節
坐骨
股骨
髕骨
脛骨

圖 7.1 大腿（膝蓋骨以上的腿部）

大腿的肌肉通常分為三個區塊：前側、後側和內側。由於大腿、其相鄰的髖部和膝關節之間有大量肌肉交錯，所以本章所介紹的肌肉，有些也會在第 6、8 兩章重複介紹，特別是髖部的部分。

大腿前側

大腿前側有股四頭肌這個大肌群之外，還有腰大肌、髂肌、闊筋膜張肌、縫匠肌這四塊肌肉；關於後者，第 6 章的髖部傷害預防已有探討。股四頭肌（後文簡稱「四頭肌」）顧名思義，由四塊單獨的肌肉組成：股直肌、股外側肌、股內側肌和股中間肌（見圖 7.2）。由於這四塊肌肉連在一起，所以有共同的止點，也就是髕骨基部，以及髕骨肌腱附著的脛骨粗隆。

- **股直肌**：起自髂骨前下棘，並與其他四頭肌一同負責伸展膝關節處的腿部。股直肌起點靠近髖關節，也因此越過髖關節，有助於協助所連接的髂腰肌，負責髖關節穩定和大腿的髖屈曲。股直肌是唯一在髖部執行以上動作的四頭肌，也是唯一不直接連到股骨的四頭肌。

- **股外側肌**：起自股骨的外側，具體位於大轉子至股骨粗線（linea aspera）的外側唇。股外側肌與其他四頭肌一同伸展膝關節處的腿部。

- **股內側肌**：股內側肌也起自大腿，但顧名思義，起自股骨的內側，具體位於轉子間線至股骨粗線的內側唇。股內側肌與其他四頭肌一同負責伸展膝關節處的腿部。

- **股中間肌**：這是第四塊股四頭肌，位於股外側肌和股內側肌之間，起自股骨的前側表面和外側表面。股中間肌與其他四頭肌一起伸展膝關節處的腿部。

如前所述，這些肌肉共同形成四頭肌的肌腱。這條肌腱附在髕骨底部，圍繞著髕骨，之後沿著下來成了髕腱，附著在脛骨粗隆上。值得注

意的是，髕骨和脛骨粗隆之間的連結部位雖可稱為韌帶（因為連結兩塊骨頭），但通常稱之為肌腱。在功能上，韌帶穩定關節，肌腱幫助肌肉拉動骨骼，產生動作。由於四頭肌的肌力對脛骨粗隆施以拉力，形成膝蓋的伸展，所以可發揮肌腱的功能，而非是提供穩定的韌帶。

　　如同先前的探討內容，雖然骨骼和神經也會受損，但大腿前側受傷，本質上多屬肌肉損傷。這部位的肌肉司掌減速和加速兩項任務，而這兩項功能需要肌肉分別進行快速的離心和向心動作。

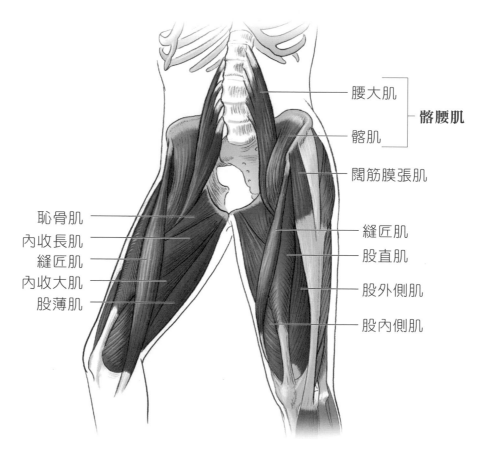

圖 7.2 大腿前側肌肉

四頭肌拉傷

通常是一條（或多條）四頭肌急性撕裂之後，會形成四頭肌拉傷，且好發的運動型態是需要反覆衝刺、快速變向、頻繁減速的專項運動，例如足球和籃球。雖然構成股四頭肌複合體（complex）的是四塊肌肉，這邊所探討的四頭肌拉傷，患部卻是三塊：即股外側肌、股內側肌、股中間肌（下一節將介紹股直肌）。四頭肌拉傷類似於下述其他兩種大腿前側的傷害，但必須區分：

· 肌肉痙攣：肌腹的微痙攣。
· 肌肉挫傷：四頭肌肌肉的深處挫傷發生於直接打擊或外傷之後。

四頭肌拉傷本質上多屬急性，但仍可能發生過度使用傷害。衝刺、踢腿、變向等快速動作之後，可能形成急性拉傷；過度使用傷害，則通常發生在四頭肌有反覆離心動作的運動之後，例如下坡跑步。

股直肌拉傷

股直肌的拉傷指該部位肌肉纖維的撕裂。股直肌有獨特的雙關節排列（附著在髖部上的髂骨前下棘，以及膝蓋下的脛骨粗隆）之外，也能帶出獨特動作（髖部屈曲和膝蓋伸展）。股直肌拉傷的機制，是股四頭肌拉傷加上髖屈肌拉傷的總和，也就是膝蓋處於彎曲和髖部處於伸展的角度。一般來說，運動員若從事需要衝刺、踢腿的專項運動，會比其他族群更容易拉傷股直肌這個四頭肌複合體的部位。

大腿內側

這是大腿的內側（內部）區塊，由五塊功能相似的肌肉組成，負責髖關節的大腿內收，還有站姿時的髖關節穩定（見圖 7.2）。閉孔外肌是大腿內側的第六塊肌肉，於第 6 章和臀肌一起探討。

- **恥骨肌**：起自恥骨的恥骨線，位於恥結的外側，止於股骨的恥骨線。恥骨肌可使髖關節處的大腿內收，也有助於髖關節處的大腿屈曲。
- **內收長肌**：最靠前側的內收肌，起自恥骨本體（body of the pubis），位於恥骨脊下方。內收長肌止於股骨粗線的中間三分之一處，可使大腿於髖關節處內收。
- **內收短肌**：位於恥骨肌和內收長肌的深處，以及內收大肌的前側。起自恥骨的本體和下枝，止於恥骨線和股骨粗線的近端。雖然內收短肌的主要功能是髖關節處大腿的內收，但也有助於屈曲。
- **內收大肌**：內收大肌是最大的內收肌，含內收肌和膕旁肌兩部分。內收肌部分，起點是恥骨下枝和坐骨枝；膕旁肌部分，起點則是坐骨粗隆。內收肌的部分止於臀肌結節、粗線和股骨髁上線；膕旁肌的部分則止於股骨的內收肌結節。內收大肌負責大腿的內收、大腿的屈曲（內收肌部分），以及髖關節處大腿的伸展（膕旁肌部分）。
- **股薄肌**：為最淺層的內收肌，因此是大腿最內側的肌肉。起自恥骨的本體和下枝，止於脛骨內側的上部，與髖部和大腿的另外兩塊肌肉（縫匠肌和半腱肌）形成一個位於脛骨的扇形共同止點，即**鵝足**（pes anserinus）。由於外觀像鵝的腳：pes = 腳；anserinus = 鵝），故以此為名。股薄肌可使髖關節的大腿內收，且由於越過膝關節，所以有助於腿部在膝關節處屈曲。所有的內收肌中，股薄肌產生的力量最少。因此，股薄肌可以在不顯著喪失功能的情況下移除，經常由外科醫生利用，作為修復受損肌肉或重建其他結構（如 ACL）的移植物。

如同膕旁肌，內收肌的肌群在專項運動的動作中扮演豐富角色。由於同時提供穩定又有助於變向，這種雙重功能也提高了肌肉的受傷風險。

內收肌拉傷

　　髖部內收肌拉傷俗稱**腹股溝拉傷**（groini pull/strain），患者髖部的內收肌肌腱和其於恥骨的止點會有壓痛的症狀。此種傷害通常會在有髖內收阻力時造成疼痛。這種運動傷害好發於需要扭轉、衝刺、踢腿或變向的專項運動，例如冰球、足球、美式足球。

大腿後側

　　大腿後側區塊有三塊大肌肉，為半腱肌、半膜肌和股二頭肌，合稱為膕旁肌肌群（見圖 7.3）。膕旁肌肌群在坐骨粗隆處有共同的起點，並同時越過髖部和膝關節。因此，膕旁肌可作用於兩個關節（儘管不是同時）。

- **半腱肌**：止於脛骨內側表面的上方（鵝足）。半腱肌會伸展髖關節的大腿，並使膝關節處的腿部屈曲。半腱肌這條膕旁肌位於股二頭肌的內側，且與股二頭肌共同位於後側區塊其他肌肉組織的表層（靠近表面）。

- **半膜肌**：半膜肌這條膕旁肌位於半腱肌和股二頭肌兩者的深處，且如同半腱肌，均位於後側區塊的內側那一半。半膜肌止於脛骨內髁的後方，作用與半腱肌相同，均可使大腿於髖關節處伸展，以及使腿部於膝關節處屈曲。

- **股二頭肌**：股二頭肌的主要動作，雖然與半腱肌、半膜肌這兩條膕旁肌並無二致，但卻有個相異處，就是股二頭肌有兩個部分（兩個頭），而且止點位於不同的骨頭上。股二頭肌的長頭連同其他條膕旁肌，均起自坐骨粗隆，而短頭的起點是股骨（粗線的外側唇，以及外側髁上線）。長短頭共同止於腓骨頭的外側；其他膕旁肌肌肉的止點則是脛骨，這一點和股二頭肌有所不同。股二頭肌的長頭與半腱肌一同位於

後側區塊的其他肌肉組織上方，股二頭肌的短頭則位於股二頭肌長頭和半腱肌兩者的深處；兩個頭均位於半腱肌的外側。

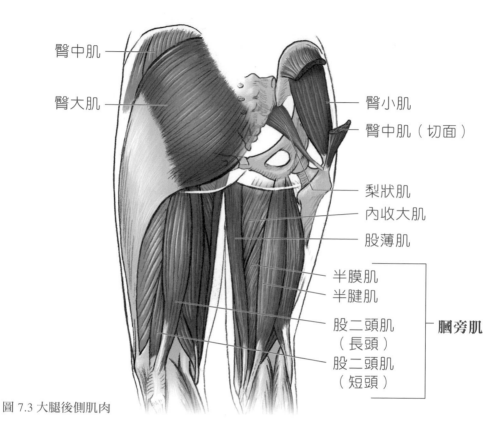

臀中肌

臀大肌

臀小肌

臀中肌（切面）

梨狀肌

內收大肌

股薄肌

半膜肌
半腱肌

股二頭肌
（長頭）

股二頭肌
（短頭）

膕旁肌

圖 7.3 大腿後側肌肉

　　由於膕旁肌的解剖結構和功能之故，使得膕旁肌容易受傷。膕旁肌是雙關節的肌群，需要肌肉同時作用於髖部和膝關節，可能因此有主動不足（active insufficiency）或被動不足（passive insufficiency）的問題。前者是肌肉變得太短，後者則是肌肉變得太長，而兩者都會無法生成力量。除了骨骼附連處外，膕旁肌也有多重作用，特別是高速跑步時更能發揮功能。膕旁肌必須透過離心肌肉收縮，來減緩下肢向前的動作，接著為了使下肢快速移動，必須立即產生向心力。而結構獨特外加雙重功

能，這兩項的因素疊加之下，也帶來了挑戰，也就是若選手訓練不當，可能導致受傷。

膕旁肌拉傷

在美式足球、足球、橄欖球、短跑等專項運動中，膕旁肌受傷是最常見的非接觸型傷害之一（Brooks 等人，2006 年；Drezner 等人，2005 年；Ekstrand 等人，2010 年；Feeley 等人，2008）。如同其他類肌肉拉傷，膕旁肌肌肉拉傷也有分 I、II、III 級，分類標準是撕裂的程度。三塊膕旁肌之中，股二頭肌是最常受傷的肌肉，而肌腱連接處和鄰近的肌纖維則是最常見的受傷部位。膕旁肌拉傷的原因複雜，且如同許多類型的傷害，會涉及多種因素。前述的專項運動中，膕旁肌受傷率佔所有受傷的 10% 到 26%（Drezner 等人，2005），復發率甚至更高，高達 32%（Heiser 等人，1984）。

膕旁肌受傷有很多危險因子，但最常見者為年紀較大的族群、膕旁肌受損的傷病史、ACL 受損的傷病史、小腿拉傷的傷病史（Green 等人，2020）。膕旁肌的肌力下降，也與膕旁肌受傷風險增加有關（Freckleton 等人，2014；Goossens 等人，2015；Schuermans 等人，2016）。而關於「膕旁肌的肌肉彈性下降，是膕旁肌拉傷的危險因子」這項論述，即使有研究支持，也非常少，這點或許讓人跌破眼鏡（Green 等人，2020）。

要降低膕旁肌受傷的風險，傳統上訓練時會側重肌力、彈性、耐力等若干面向。而近年來，訓練重點則轉移到離心運動（van Dyk 等人，2019）、延伸姿勢時的肌力訓練（Maruši，2020）、髖部重心和膝蓋重心動作的強化（Bourne 等人，2017），以及衝刺（Higashihara 等人，2018 年；Mendiguchia 等人，2020）。本書建議結合這些練法，以最有效率的方式降低膕旁肌的受傷風險。本章將逐一舉例說明各項練法的重點。

以衝刺作為預防傷害的練法

近期研究界探討衝刺時，將之視為降低受傷風險的一種練法（Prince 等人，2021）。衝刺是許多專項運動的關鍵環節，而要發揮最大效用，膕旁肌的地位舉足輕重。具體而言，水平的地面反作用力愈高，衝刺速度會愈快，而膕旁肌（特別是股二頭肌）有助於大量提高水平的地面反作用力。衝刺時，會需要膕旁肌在擺動的過程中和接觸地面之前高度運作，才能使快速前進的下肢減速。這種向心（質量的推進）和離心（下肢減速）力量的結合獨一無二，且除非經過適當的訓練，否則可能無法練到。

有個探討的面向是針對股二頭肌的肌束長度。基本上，肌束長度就是一組肌纖維的長度。這一點很重要，原因在於較長的肌束，會和衝刺表現的提升（Kumagai 等人，2000）與受傷風險的降低有關。北歐式腿後彎舉（本章後續將探討）和衝刺均能增長股二頭肌的肌束，而衝刺能以和緩成長的形式，達到這個效果。增加串聯的肌節（Proske 和 Morgan，2001）並提升肌腱的勁度（Butterfield 和 Herzog，2005），會改善膕旁肌的「力 —— 長度關係」（force–length relationship），而這一點或許可以說明肌束長度的變化與其在傷害預防中的重要性。因此，將衝刺納入傷害預防的計畫，會是頗為重要的環節（Morin，2015）。

背蹲舉
BACK SQUAT

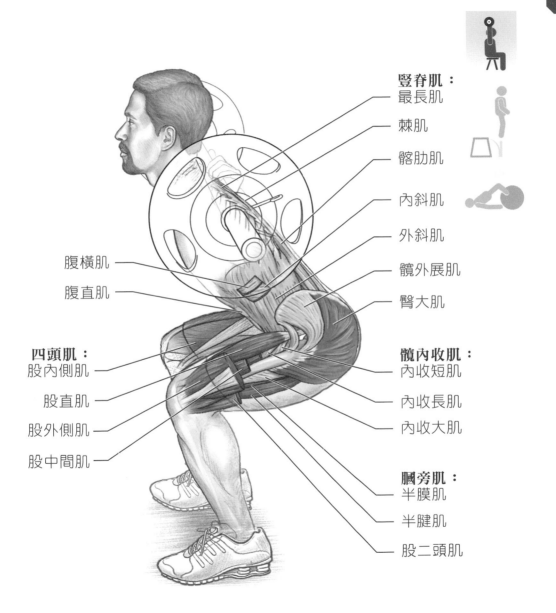

豎脊肌：
最長肌

棘肌

髂肋肌

內斜肌

外斜肌

髖外展肌

臀大肌

髖內收肌：
內收短肌

內收長肌

內收大肌

膕旁肌：
半膜肌

半腱肌

股二頭肌

腹橫肌

腹直肌

四頭肌：
股內側肌

股直肌

股外側肌

股中間肌

動作拆解

❶ 走到槓鈴架下方，以旋前的閉合式握法，雙手放在槓鈴上。

❷ 胸部挺向上方和外側，抬起雙手手肘，為槓鈴製造置放的空間，讓槓鈴放在背上。

❸ 伸展髖部和膝蓋，將槓鈴從槓鈴架上抬起，向後退一、兩步，手肘持續上抬，槓鈴持續置放在肩膀上。

❹ 雙腳分開，與肩同寬（或更寬），腳趾稍微向外。

❺ 髖部和膝蓋慢慢彎曲，同時軀幹與地板的角度維持不變。

❻ 註：保持平背姿勢，手肘舉高，胸部挺向上方和外側。腳跟持續放在地板上，膝蓋對齊第二、三根腳趾。

❼ 髖部和膝蓋持續彎曲，直到大腿與地板平行。

❽ 伸展髖部和膝蓋，軀幹與地板之間的角度仍維持不變。

❾ 註：繼續保持平背姿勢，手肘舉高，胸部挺向上方和外側。腳跟持續放在地板上，膝蓋對齊第二、三根腳趾。

❿ 繼續伸展髖部和膝蓋，回到起始位置。

⓫ 完成一組後，往前跨步，將槓鈴放回架上。

相關肌肉

- 主要：臀大肌、膕旁肌（半腱肌、半膜肌、股二頭肌）、四頭肌（股直肌、股外側肌、股內側肌、股中間肌）
- 次要：髖外展肌、髖內收肌（內收長肌、內收大肌、內收短肌）、豎脊肌（髂肋肌、最長肌、棘肌）、腹直肌、內外斜肌、腹橫肌

預防重點

　　背蹲舉會動到所有大腿肌肉；若要正確執行，下半身和軀幹要對齊。不正確的姿勢會和許多傷害有關，包括膝傷（見第 8 章）。

由於本動作會動到的肌肉很多，且有助於減速和跳躍，以及加強下肢對齊，因此背蹲舉幾乎適用於所有會動到下肢的專項運動。排球是很好的例子。排球比賽時，場上所有位置的球員都會有下方條列的蹲下動作，因此將背蹲舉納入訓練計畫，會對排球選手很受用：

- 跳躍落地時，即使幅度只有一點，攔網手難免都會蹲下。
- 擊球落地時，主攻手會彎曲膝蓋並蹲下，藉此吸收落地時的衝擊力。
- 擅長防守的球員為了準備接到對手的球，通常會採取半蹲至四分之三的蹲姿。
- 舉球員會在跳躍舉球時蹲下跳起。

變化型

斜板深蹲 Slant Board Squat

相較於標準背蹲舉，斜板深蹲更能增加四頭肌（和其他結構）的肌肉活動（Kongsgaard 等人，2006）。具體來說，離心壓力上升後，會增加四頭肌的肌力，減速運動中使用時更是如此。訓練時使用一塊斜板，朝向斜板的底部站立，此時腳跟會朝向斜板的頂部，兩隻腳則指向下方，接著執行標準的背蹲舉動作。本變化型通常在開始時不使用負重，但進步之後可增加負重。在蹲到最低點的時候，膝蓋應在腳趾前方。如必要，蹲下時背部和腳跟可靠牆，姿勢必能正確。

單腳深蹲 Single-Leg Squat

　　單腳深蹲與背蹲舉基本上是相同的運動，不過是以單腳執行，而非雙腳。單腳深蹲有多種變化型態（例如舉臂單腿深蹲、保加利亞分腿蹲、滑冰者式單腳蹲）。第 8 章將詳細介紹單腳深蹲。

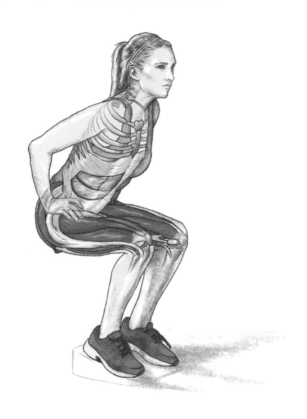

單腳推蹬
SINGLE-LEG PUSH-OFF

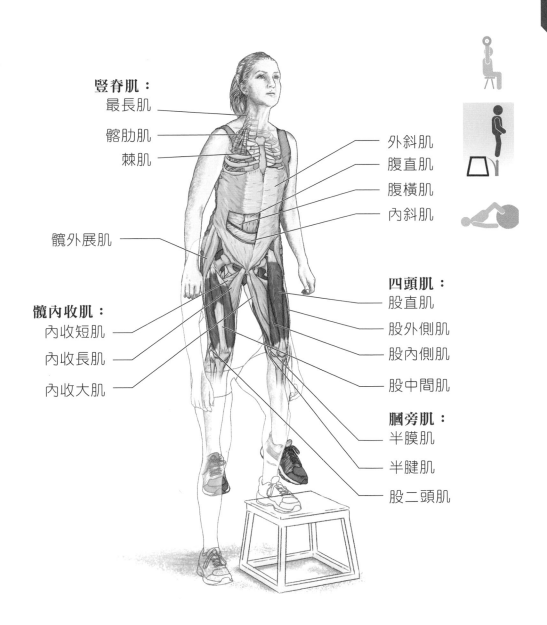

豎脊肌：
　最長肌
　髂肋肌
　棘肌

髖外展肌

髖內收肌：
　內收短肌
　內收長肌
　內收大肌

外斜肌
腹直肌
腹橫肌
內斜肌

四頭肌：
股直肌
股外側肌
股內側肌
股中間肌

膕旁肌：
半膜肌
半腱肌
股二頭肌

動作拆解

❶ 站在增強式訓練箱旁邊，一腳著地，一腳踩在箱子上。

❷ 以箱子上的腳推蹬箱體，跳到空中，此時注意膝蓋適當對齊。

❸ 箱子上的同一腳應仍踩回箱子上，另一隻腳著地；箱子上的腳應在腳落地之前踩回箱子。

❹ 立即重複跳躍。

❺ 註：可增加盒子的高度，來提升訓練強度。考量運動員的身高，從高 6 英寸（15 公分）的箱子開始，最多加到 18 英寸（45 公分）；運動員愈高，箱子也愈高。

相關肌肉

· 主要：臀大肌、膕旁肌（半腱肌、半膜肌、股二頭肌）、四頭肌（股直肌、股外側肌、股內側肌、股中間肌）

· 次要：髖外展肌、髖內收肌（內收長肌、內收大肌、內收短肌）、豎脊肌（髂肋肌、最長肌、棘肌）、腹直肌、內外斜肌、腹橫肌

預防重點

　　本動作的重點在於協助單腳跳躍和落地時，可加強下肢對齊。由於運動員開始時的膝蓋和髖部是屈曲的姿勢，所以相關肌肉會比從地面跳起來的時候更加緊繃。因此，肌肉所需的活動會大於標準的增強式訓練，原因在於其攤還期（amortization phase）長於其他連續跳或是反向跳（又稱為下蹲跳）（countermovement jump）。由於會連續執行，故有助於模擬專項運動中常見的動作。本項練習適用於需要單腳跳躍和著地的專項運動，例如花式滑冰。儘管花滑場地會用不同的表面材質，但花滑跳躍的髖部和膝蓋姿勢，均和單腳推蹬類似，所以從肌力和姿勢端正的角度來看，本動作會是很好的練習安排。

變化型

前單腳推蹬 Front Single-Leg Push-Off

　　要改變練習的重點，除了調整箱子高度之外，也可改為面對箱子，而非站在一側。雖然仍會持續動到四頭肌，但相較於標準的單腳推蹬，本變化型往往更加鍛鍊到膕旁肌和臀肌，因此，可作為膕旁肌傷害預防計畫的實用項目。

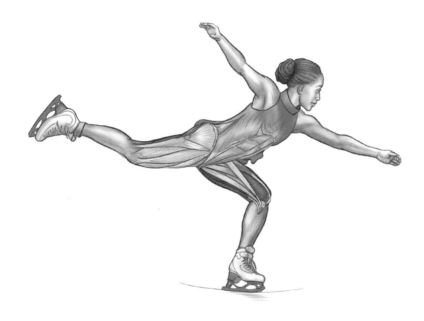

反向健身凳橋式
REVERSE BENCH BRIDGE

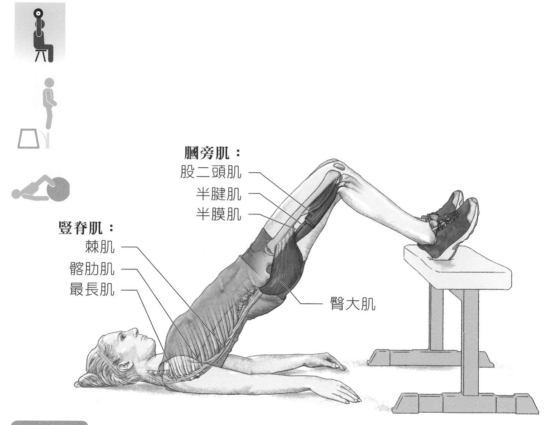

膕旁肌：
股二頭肌
半腱肌
半膜肌

豎脊肌：
棘肌
髂肋肌
最長肌

臀大肌

動作拆解

❶ 地板上放一張長椅。仰臥，身體和長椅之間角度垂直，兩膝打直，
  兩腿平行；兩隻腳要接近長椅。

❷ 髖部持續在地板上，膝蓋彎曲成 90 度，腳跟的背面放在長椅上。

❸ 上半身不動，伸展髖部，直到膝、髖、肩呈一直線。

❹ 放低髖部，回到起始位置。

相關肌肉

- 主要：膕旁肌（半腱肌、半膜肌、股二頭肌）、臀大肌
- 次要：豎脊肌（髂肋肌、最長肌、棘肌）

預防重點

　　許多練習動作會特別聚焦在膝或髖關節的其中一個，是因為膕旁肌的肌群可以同時作用在髖和膝關節。反向健身凳橋式的重點，是膕旁肌於髖關節的功能，特別是大腿伸展。反向健身凳橋式可提高膕旁肌肌群和臀大肌兩者於髖關節處的功能之外，也能使膕旁肌附著在坐骨粗隆端的部分有所強化。

　　前述的膕旁肌練法對一些專項運動的選手很受用。舉例來說，短跑選手在跑步時會用到膕旁肌來協助加速。本章節所有練習動作均可幫助到短跑選手，但反向健身凳橋式因為還能鍛鍊臀大肌，所以格外有用。一般普遍認為，臀大肌無法適當運作，可能導致實膕旁肌拉傷。而對於這項見解，儘管研究界尚未證實，但訓練內容若能兼顧膕旁肌和臀大肌，會有助於同時提高衝刺時這兩塊肌肉所發揮的功能。

變化型

增強式反向健身凳橋式 Plyometric Reverse Bench Bridge

　　起始位置同反向健身凳橋式。以上抬的方式快速伸展髖部。本動作執行時，雙腳應離開長凳。接著雙腳回到長凳上，並放低髖部。完成後立即重複前述動作。

北歐式腿後彎舉
NORDIC HAMSTRING CURL

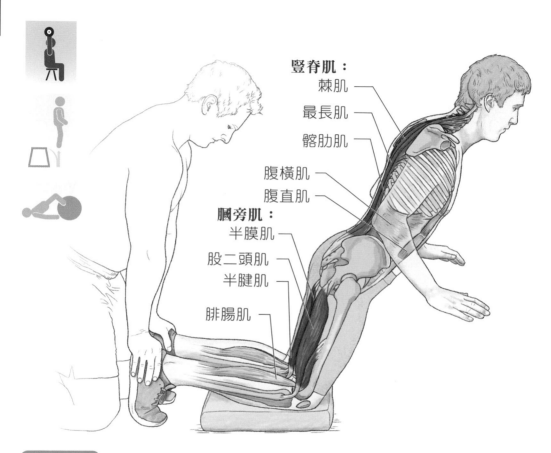

豎脊肌：
　棘肌
　最長肌
　髂肋肌
腹橫肌
腹直肌
膕旁肌：
　半膜肌
　股二頭肌
　半腱肌
腓腸肌

動作拆解

❶ 跪在地上的泡棉墊等柔軟表面上。膝蓋彎成 90 度，膝、髖、肩呈一直線。

❷ 陪練員抓住雙腳和兩個腳踝，維持下壓不動。

❸ 膝、髖、肩持續呈一直線，慢慢彎曲膝蓋，軀幹向前放低至地板。

❹ 註：如果無法控制軀幹的向下動作，可雙手護住自己，直接放倒身體。

❺ 一旦軀幹觸碰到地板，則抬高到起始位置，膝、髖、肩仍呈一直線。

❻ 註：如果不能自己回到起始位置，則雙手手臂向上推，幫助自己回來。

相關肌肉

- 主要：豎脊肌（髂肋肌、最長肌、棘肌）、膕旁肌（半腱肌、半膜肌、股二頭肌）
- 次要：腓腸肌、腹橫肌、腹直肌

預防重點

　　做出北歐式腿後彎舉的向下動作時，膕旁肌肌群會強烈離心收縮，藉此強化肌肉，並降低拉傷的風險。本練習成效卓著，有項不得不提的數據是：這項動作可降低膕旁肌受傷率，幅度高達 70%（Al Attar 等人，2017 年；van der Horst 等人，2014 年；van Dyk 等人，2019）。這種單單只靠訓練單一動作，就有大幅降低受傷風險的效果，是很罕見的情形。

　　就像本章討論的其他類膕旁肌重點練習，對於練習時或比賽時固定有衝刺動作的專項運動來說，北歐式腿後彎舉是很受用的練習。棒球選手雖然乍聽之下不是會明顯適用的族群，但 2011 年以來，棒球員的膕旁肌受傷率穩定提高（Okoroha 等人，2019）。最常見的受傷情境是跑壘，而跑到一壘的過程更是如此。將北歐式腿後彎舉納入一整年的訓練計畫之內，應該能降低棒球員的膕旁肌受傷率。

變化型

哈洛普彎舉 Harop Curl

哈洛普彎舉有和北歐式腿後彎舉相同的動作，但上下運動的部分不在膝關節，而在髖關節。起始動作同北歐式腿後彎舉，但要彎曲髖部，將軀幹放低到地板上，接著伸展髖部，回到起始位置。本變化型雖仍然需要動到膕旁肌肌群，但也會動到臀大肌。

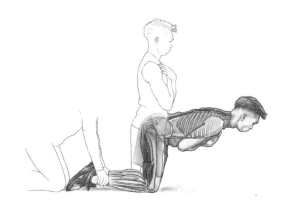

剃刀彎舉 Razor Curl

如同哈洛普彎舉，剃刀彎舉也有著和北歐式腿後彎舉相似的動作。開始時，膝蓋在地板上，髖部和膝蓋同時伸展（就如同北歐式腿後彎舉的底部位置）。將自己抬高到髖部屈曲 90 度和膝蓋屈曲 90 度的程度，接著維持髖部屈曲 90 度，同時膝蓋持續屈曲（Oliver 和 Dougherty，2009）。最後，回到起始位置。

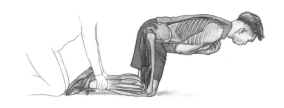

羅馬尼亞硬舉
ROMANIAN DEADLIFT

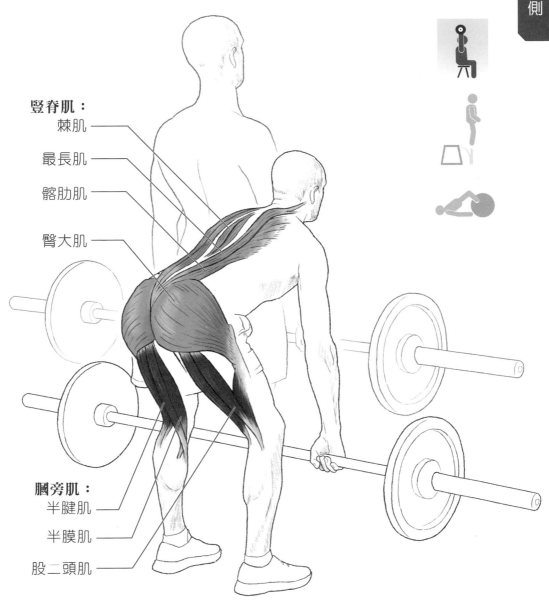

豎脊肌：
棘肌
最長肌
髂肋肌
臀大肌

膕旁肌：
半腱肌
半膜肌
股二頭肌

動作拆解

❶ 以旋前的閉合式握法，將雙手放在槓鈴上。

❷ 槓鈴抬離地面，稍微彎曲膝蓋（約 30 度）；在練習過程中均保持這個姿勢。

❸ 註：重複時，均從此姿勢開始。

❹ 髖部彎曲並向後推，讓軀幹向前移動，保持槓鈴碰到大腿。

❺ 膝蓋維持微彎，軀幹保持固定位置，脊椎在正中位置，放低槓鈴，直到大腿後側（膕旁肌）有繃緊的感覺。

❻ 伸展髖部，軀幹抬高至起始位置。

❼ 註：保持膝蓋微彎，脊椎在正中位置。

相關肌肉

· 主要：膕旁肌（半腱肌、半膜肌、股二頭肌）
· 次要：臀大肌、豎脊肌

預防重點

　　如同北歐式腿後彎舉，羅馬尼亞硬舉（RDL）在向下動作的階段中，會產生顯著的離心肌肉運動。不過，羅馬尼亞硬舉更像是在模擬衝刺時的下肢動作，而這項特色有助於以專項運動的特有方式，鍛鍊膕旁肌肌群。此外，由於髖部於向前動作中會繃緊，所以羅馬尼亞硬舉有助於在做出拉長姿勢時，強化膕旁肌肌群。

衝刺雖然是膕旁肌受損的一種極常見受傷機制，但研究界也已證實足球賽或長跑等項目中會有的長時間跑步，會導致膕旁肌肌肉拉傷（Jones 等人，2015）。膕旁肌拉傷的起因固然可能是繃緊（如擺動後到剛站立之間的過渡期），但腳與地面的接觸和後續的髖部伸展，也可能是導致原因。由於耐久型項目的運動員在單次訓練期間，可能會執行此動作超過 20,000 次，所以受傷率較高。羅馬尼亞硬舉可同時模擬膕旁肌肌群繃緊的姿勢，以及剛站立時的姿勢，因此若是納入訓練計畫中，長距離跑步相關傷害的風險便會降低。

> **變化型**

單腳羅馬尼亞硬舉 Single-Leg Romanian Deadlift

單腳羅馬尼亞硬舉與羅馬尼亞硬舉類似，不過是在單腳平衡的情況下進行。因此可使運動員提高平衡感，且可使本練習更適用於專項運動，畢竟多數專項運動的動作是單腳在單一時間所做出的動作。

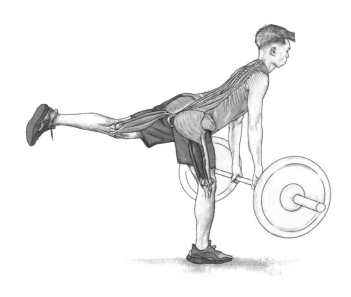

直膝屈身跳
PIKE JUMP

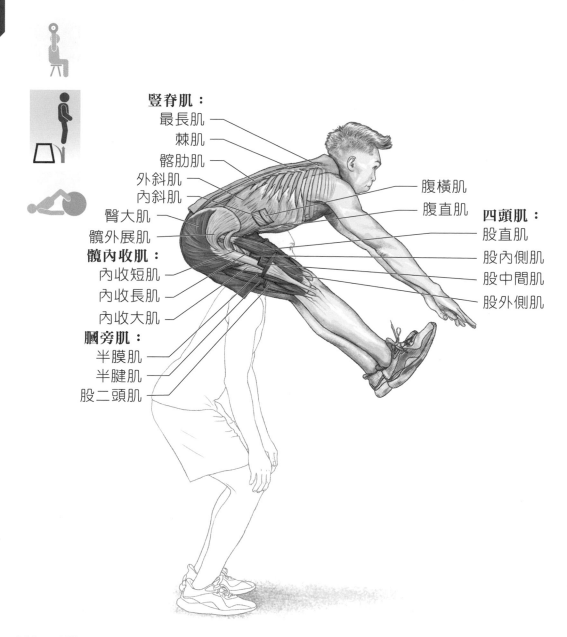

豎脊肌：
　最長肌
　棘肌
　髂肋肌
外斜肌
內斜肌
　臀大肌
髖外展肌
髖內收肌：
　內收短肌
　內收長肌
　內收大肌
膕旁肌：
　半膜肌
　半腱肌
股二頭肌

腹橫肌
腹直肌

四頭肌：
股直肌
股內側肌
股中間肌
股外側肌

動作拆解

❶ 站立，雙腳與肩膀、髖部同寬。

❷ 膝蓋維持適當對齊，微彎膝蓋，跳到空中。

❸ 雙腿打直併攏，向前抬起（呈屈體姿勢），手要碰到腳趾。

❹ 落地後，立即重複跳躍動作。

相關肌肉

· **主要**：臀大肌、膕旁肌（半腱肌、半膜肌、股二頭肌）、四頭肌（股直肌、股外側肌、股內側肌、股中間肌）

· **次要**：髖外展肌、髖內收肌（內收長肌、內收大肌、內收短肌）、豎脊肌（髂肋肌、最長肌、棘肌）、腹直肌、內外斜肌、腹橫肌

預防重點

　　如同其他增強式訓練，直膝屈身跳有助於提高爆發力。直膝屈身跳之所以特別，原因很多，具體來說在於啟動要快，且膕旁肌要有彈性，而後者正是為何在擬訂膕旁肌傷害預防計畫時，直膝屈身跳會是格外重要的環節。練習本動作時，髖部和膝蓋的彈性範圍都會接近極限，運動員的膕旁肌會快速繃緊，接著會迅速伸展，使運動員雙腳著地。在承受快速繃緊的練習下，膕旁肌肌群更能耐受這項動作，降低受傷的風險。

　　若干專項運動的選手會需要練直膝屈身跳，但格外受益的族群，會是舞者、啦啦隊隊員和體操選手。原因在於這類選手會遇到膕旁肌動到極限的情形，此時會同時需要具備彈性和肌力。

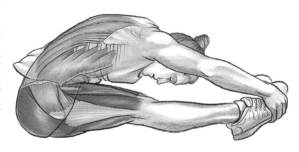

髖部屈肌撐體
HIP FLEXOR HOLD

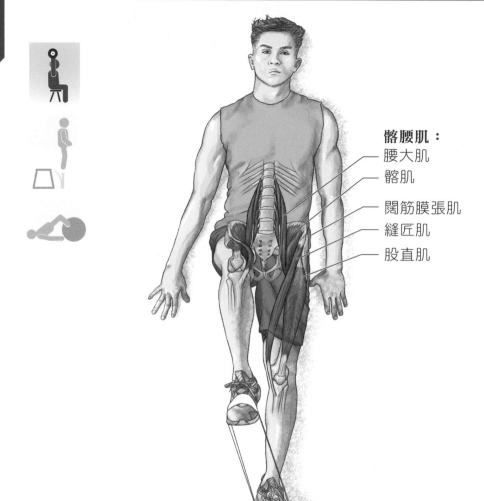

髂腰肌：
腰大肌
髂肌

闊筋膜張肌
縫匠肌
股直肌

動作拆解

❶ 背靠牆站立，雙腳周圍放一個彈性環。

❷ 保持接觸牆壁，彎曲髖部，抬起大腿，直到大腿頂端與地面平行。

❸ 維持一定的時間（例如 10 秒），然後慢慢將大腿放低至起始位置。

相關肌肉

- 主要：髂腰肌、股直肌、縫匠肌
- 次要：闊筋膜張肌

預防重點

相較於向心肌肉動作，等長肌肉動作可以形成更大的肌肉力量。透過長時間維持這股力量，可同時提高髖部屈肌的肌力（來自等長肌肉動作），以及肌耐力（來自長時間維持姿勢）。對於專項運動中需要衝刺的運動員來說，將本動作納入訓練計畫，會有所收穫。

髖部屈肌撐體對足球員也很受用。雖然短傳通常不會導致髖部屈肌受傷，但射門、長傳和換邊傳球是受傷因子。後三類在踢球時，髖部屈肌必須大幅度伸展，並立即向心收縮，將球踢出。強化該肌群後，肌肉會更能耐受這些類型的踢球，使髖部屈肌更少受傷。

變化型

滑輪髖部屈曲 Cable Hip Flexion

單腳保持平衡，另一腳放到連結至滑輪機的帶子上。彎曲髖部，直到大腿頂端與地板平行；控制髖部伸展，來使大腿回到起始位置。用滑輪機進行髖部屈曲所動到的部位，雖然與髖部屈肌撐體相同，但會同時產生向心（向上動作時）和離心（向下動作時）的肌肉動作。

註：這邊先特別提到第 8 章將介紹的一項訓練：腿部伸展是針對四頭肌肌群來提高肌力的絕佳動作。關於如何執行這項重要動作，請參閱第 8 章。

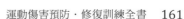

哥本哈根式撐體
COPENHAGEN HOLD

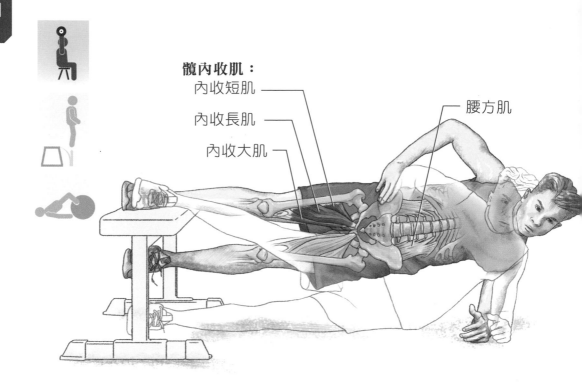

髖內收肌：
內收短肌
內收長肌
內收大肌
腰方肌

動作拆解

❶ 以單側手肘支撐身體的狀態躺下，上面那隻腳的腳踝內側靠在長椅上。另一隻腳則在地面上，用來支撐和平衡。

❷ 髖部抬高到空中，直到上面那隻腳和上面的肩膀呈一直線。

❸ 在一定的時間內保持這個姿勢。

❹ 慢慢放低到起始位置。

❺ 註：此處插圖所畫的是「哥本哈根式撐體」進展到「哥本哈根式撐體加抬腿」的動作，將於本動作變化型的段落介紹。

相關肌肉

- 主要：髖內收肌（內收長肌、內收大肌、內收短肌）（上面那隻腳）
- 次要：腰方肌（下面那隻腳）

預防重點

　　動作難度高，髖內收肌需有強大肌力。腿抬高時形成的等長撐體，加上將髖部和骨盆抬離地面所需的肌肉力量，兩者相輔相成，可針對上面那隻腳，提高其髖內收肌的肌力和肌耐力。

　　由於髖內收肌負責在停止動作時幫助穩定髖關節，所以對曲棍球選手來說格外重要。單一球季中，有多達 10% 的曲棍球選手會傷到髖內收肌（Tyler 等人，2010）。儘管這類傷害的原因往往歸咎於缺乏彈性，但主要原因通常與髖內收肌無力更有關係。髖外展肌通常司掌推進，不是曲棍球選手的常見受傷部位。

變化型

哥本哈根式撐體加抬腿 Copenhagen Hold With Leg Lift

　　原始版本的哥本哈根式撐體會以下方那隻腳來提供穩定性；因此，執行動作時，所需的髖內收肌肌肉力量較少。有一種變化型是如同哥本哈根式撐體抬起髖部，但在維持高度的同時，慢慢將下面那隻腳抬到長椅上，接著往下方回放，並重複一定的次數。下方的腳離地時，上面那隻腳的髖內收肌必須產生更大的力量，才能完成本練習動作。

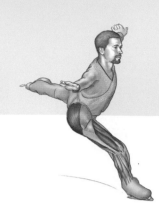

8

膝蓋

　　膝關節是最備受探討、研究和關注的人體關節之一。可能的箇中原因有二：膝關節結構複雜，且受傷率高。膝蓋包括脛骨、股骨和髕骨等三個獨立的骨頭之外，也由兩個獨立的關節組成，即脛股關節和髕股關節，兩者均將於本章介紹。前述關節雖可能面臨許多可能的傷害，但本書將特別探討最常受傷的結構，以及這些傷害的最常見機制。

　　註：所有作用於膝關節的肌肉，均於其他章節介紹（四頭肌和膕旁肌於第 7 章特別介紹）。本章會多次提及前述肌肉，也請參閱相關章節，其中除了詳細探討肌肉本身之外，也討論可採取哪些練習動作來防止這些肌肉部位受傷。

脛股關節

　　膝蓋通常稱為樞紐關節。膝關節主要的動作是屈曲和伸展，不過也會形成特別是內旋和外旋在內的其他動作。這些動作的部位是脛股關節，也就是脛骨和股骨之間的關節，且會透過膕旁肌和股四頭肌來完成動作：膕旁肌負責屈曲，股四頭肌則是伸展。脛骨和股骨之間，有兩類軟骨：關節軟骨和半月板。關節軟骨覆蓋關節表面，使動作平穩。內側和外側半月板是 C 形的楔形軟骨片，可提高脛股關節的深度。拜內外側均加深之賜，有助於支撐和保護關節、引導動作，並提供一些緩衝（見

圖 8.1）。

　　除了有半月板提供穩定性之外，還有關節囊圍繞著脛股關節，額外增加穩定度。同時，也有著可穩定脛股關節的四大韌帶：前十字韌帶（ACL）、後十字韌帶（PCL）、外側副韌帶（LCL）和內側副韌帶（MCL）。前三條韌帶結構不同，最後一條韌帶 MCL 在形狀上和結構上都更為隱蔽。這些韌帶均各有一項特定功能。

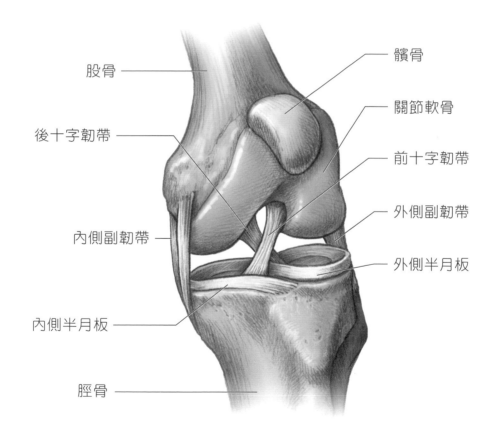

股骨

後十字韌帶

內側副韌帶

內側半月板

脛骨

髕骨

關節軟骨

前十字韌帶

外側副韌帶

外側半月板

圖 8.1 左膝韌帶和組織

- **ACL**：由兩條束組成，即前內側束和後外側束。ACL 起自股骨外髁內側的後面部分，其位於脛骨上脛骨前棘的前側和外側，在脛骨上與內側半月板融合。位於 PCL 前方（前側），並越過（穿過）PCL。ACL 可防止脛骨在股骨上向前位移（即防止脛骨做出相對於股骨的前移動作），且可防止過度伸展。除了防止做出這些動作以外，也能提供本體感受的反饋至神經系統。
- **PCL**：PCL 位於 ACL 後方，可防止脛骨在股骨上向後位移，也可防止過度伸展。PCL 受傷率不如 ACL。
- **MCL**：這條韌帶位於內側（朝向身體的中線），連接脛骨和股骨，可防止膝蓋有相對於足部的外翻（向內）動作。MCL 韌帶雖然是脛股韌帶損傷的常客，但不如其他三條脛股韌帶顯著，且除非完全撕裂（III 級），否則通常不需要手術。
- **LCL**：位於側面（偏離身體中線），可防止膝蓋內翻（向外）的動作。LCL 韌帶的這項支撐能力，係透過其附連於腓骨和股骨的特性。

由於最常見的脛股關節受傷和 ACL 有關，因此研究界已大量探討其原因、最佳外科治療，以及實證復健方式，而近期則是針對這部位的受傷提出預防方法。

前十字韌帶（ACL）斷裂

ACL 斷裂是一種毀滅性的膝蓋傷害，好發於需要頻繁做出高衝擊力落地和扭轉的專項運動，如足球、籃球、美式足球、排球。過去數年已展開和發表大量相關研究，然而：

- ACL 斷裂的比率並未下降。
- ACL 發生後能恢復先前活動的運動員人數未改善。
- 有 ACL 斷裂傷病史的人，有高風險罹患創傷後骨關節炎。
- 曾 ACL 斷裂且接受手術者，通常無法恢復到先前的活動水準（Ardern 等人，2014）。

- ACL 斷裂會使運動員更加面臨非預期增重的風險（Myer、Faigenbaum 等人，2013 年；Whittaker，2015）。
- 有 ACL 斷裂傷病史的運動員，殘疾程度將更高（Cameron 等人，2013）。
- 有 ACL 斷裂傷病史的運動員中，約 30% 在前兩年內有過相關傷害（Paterno 等人，2014）。

　　鑒於前述數據驚人，故傷害預防計畫的制訂者和教練均有責任設計出可降低 ACL 受傷風險的訓練內容，並使運動員盡可能參加和遵行計畫。近期研究顯示，參加傷害預防計畫的女性中，所有類型的 ACL 受傷風險整體降低 50%，非接觸型 ACL 受傷的風險則減少 67%（Webster 和 Hewett，2018）。然而，這類傷害預防計畫未能獲得充分利用，以青少年足球教練為例，僅不到三分之一有讓旗下運動員參加 ACL 傷害預防計畫（Finch 等人，2016；Mawson 等人，2018）。

　　目前已可見多項傷害預防計畫，但有效性孰優孰劣，則尚未證實（Huang 等人，2020）。能肯定的一點是，任何類型的肌力強化和體能訓練，都可能有所幫助。部分研究證據顯示，ACL 傷害預防計畫如要有效，應納入以下內容：

- 增加膕旁肌和髖外展肌的肌力（Grindstaff 和 Potach，2006；Khayambashi 等人，2016；Palmieri-Smith，2009；Zebis 等人，2009）。
- 減少落地、減速、跳躍和變向時膝蓋的向內動作（動態外翻）（Hewett 等人，2005；Myer 等人，2008、2011；Paterno 等人，2010；Quatman 和 Hewett，2009）。
- 增加著地時的膝屈曲程度（Myer 等人，2011）。
- 提高整體肌力、耐力和體適能。這項見解雖未獲得全面支持，但可能有所幫助（Collins 等人，2016；Dickin 等人，2015；Frank 等人，

2014；O'Connor 等人，2015；Shultz 等人，2015；杉本等人，2015；田村等人，2016）。

髕股關節

　　髕股關節是位於浮動的髕骨（即膝蓋骨）和其後方股骨之間的關節（見圖 8.2）。髕骨的位置和作用範圍是在股骨的滑車溝內。髕骨雖然是浮動的，但可由滑車溝的槽壁和髕骨支持帶同時固定在位（髕骨支持帶為提供穩定的一組韌帶）。用於專門限制髕骨橫向動作的內側部分，則是內側髕股韌帶（MPFL）。

　　髕骨執行一般的作用時，會隨著四頭肌收縮而向上滑動；四頭肌放鬆時，髕骨會向下滑動。四頭肌收縮期間，髕骨可作為四頭肌近端和遠端附著點之間的滑輪（pulley）。力臂（moment arm），為關節軸心與作用在其上的力線之間的距離。而在髕骨發揮滑輪作用時，使力臂拉長進而提升機械作用，使股四頭肌可以向心收縮，將脛骨粗隆拉起而伸展膝蓋。這類動作機制的形成時機，是上樓梯或坐著膝蓋打直時。結構上也可使四頭肌離心作用，來減慢動作，並吸收震動，例如蹲下、走下樓梯或跳躍落地時。

　　此處必須特別注意的是肌肉功能。一些人認為，股內斜肌（VMO）這個股內側肌的特定部分可能可以藉由活化而使髕股關節回到端正排列，進而為某些患者減輕疼痛之外，也為其他人提高穩定性。股內側肌的這個部分在內外側對齊之下，代表 VMO 可能可確實增進髕股關節對齊。雖然此見解背後有其道理，但並未得到研究的支持，且有以下兩項論述作為反駁基礎：

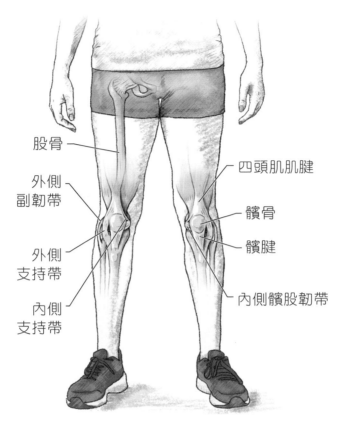

股骨

四頭肌肌腱

外側
副韌帶

髕骨

外側
支持帶

髕腱

內側
支持帶

內側髕股韌帶

圖 8.2 髕股關節由兩塊骨頭組成,即髕骨和股骨。拜肌肉、其他軟組織的限制,以及髕股兩塊骨頭的形狀等因素共同作用之賜,使髕骨得以固定在位。

1. 迄今,無論用何種方式調整練習動作(如改變腳、腿的位置),也無論用何種工具(膝蓋之間用球來練習、生物反饋等等),研究均未顯示 VMO 可單獨活化(activated)。

2. 如果有,也極少有證據顯示,股內側肌的前述部分可向內側拉動髕骨,以提高對齊程度。

　　對於用來減少髕股關節傷害的許多練習動作,儘管其中和用於 ACL

的練習動作多所相同，但傷害的類型卻是獨一無二的。有些傷害之所以發生，原因是髕骨沒有按照其天生機制在滑車溝內移動，有的則是因為重複使用而產生問題。

髕骨不穩定

髕股關節不穩定（patellofemoral instability）的發生時機，為運動員的髕骨移出滑車溝時，通常會移到外面（外側）。髕骨不穩定（patellar instability）的發生時機，為髕骨移出滑車溝且直到復位前一直在滑車溝外，此稱為**脫臼**；當髕骨移出滑車溝，但自行復位，回到滑車溝，則稱為**脫位**（見圖 8.3）。若干結構有助於將髕骨保持在滑車溝內，包括溝的形狀、肌肉和韌帶，特別是內側髕股韌帶（MPFL）。MPFL 位於髕骨內側邊緣和股骨內上髁之間，反覆不穩定的情形時常會斷裂，此時往往需要重建。

髕骨

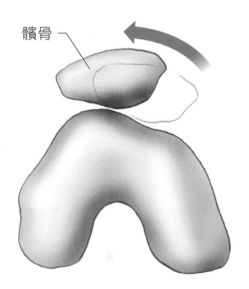

圖 8.3 滑車溝外的髕骨側向動作。若髕骨立刻復位至滑車溝，為脫位；若髕骨需要外部復位，則為脫臼。

膝前側疼痛

　　膝前側疼痛在稱呼上，通常和**髕骨股骨疼痛症候群**（PFPS）同義。不過，由於相關部位可能不是只有髕股關節，膝前側疼痛（anterior knee pain）這個通用名稱更能說明各式各樣的傷害，其中包括：

- 髕骨股骨疼痛症候群（PFPS）
- 髕骨軟化症
- 奧斯古—謝拉德氏症（Osgood-Schlatter disease）
- 西汀—拉森—強納森症候群（Sinding-Larsen-Johansson Syndrome）
- 滑膜皺襞症候群
- 髕骨肌腱病變
- 鵝足滑囊炎
- 四頭肌肌腱病變
- 髕前滑囊炎
- 髂脛束症候群

　　膝前側疼痛的原因形形色色，且和各式各樣的症狀和部位有關，所以可能難以治療。膝前側疼痛的風險因子包括髕骨或股骨異常、肌肉無力，以及過度使用。一般來說，改善特定肌群（即四頭肌和髖外展肌）的運動技巧和肌力，可降低膝前側疼痛的風險。

髕骨肌腱病變

　　髕骨肌腱病變通常稱為**跳躍膝**（jumper's knee），是一種特定類型的膝前側疼痛，且顧名思義，患部包含髕骨肌腱。此病症和患者當下的炎症可能有關，但不一定；髕骨肌腱若是急性傷害，確實會和發炎物質的釋出有關，但如果偏向慢性的傷害，或者傷害的原因是過度使用，則可能沒有正在發炎的表徵。相反地，慢性髕骨肌腱病變通常和肌腱纖維

的退化性傷害有關，進而導致肌腱疼痛和虛弱。這類疼痛好發於跑步（尤其是下坡）、著地、下樓梯的時候。

對於膝關節相關的兩類傷害，由於風險因子相似，本章中每一項 ACL 練習動作也能用於降低髖股關節受傷的風險。本章特別針對髖股關節傷害，納入腿部伸展的環節。然而，應注意四頭肌無力是初次 ACL 斷裂或術後持續受傷的風險因子。因此，本章列出的髖股關節練習項目，也應納入繼發性 ACL 傷害（secondary ACL injury prevention）的預防計畫。

跳躍和落地位置

本章有許多練習動作說明跳躍和落地的姿勢。本書所提倡可用於大幅提升表現的姿勢，是「膝蓋要彎曲，並對齊第二、三根腳趾」（見圖 8.4）。「膝蓋超過腳趾」，一般認為是進階級的動作，雖然可以接受且難免膝蓋會超過腳趾，但針對本章（和其他章）所討論的蹲下、跳躍和著地等動作，會建議開始練習時盡量不要前傾，讓膝蓋位置對齊腳趾。若是高階的運動員，則膝蓋可以（且應該）超過腳趾。

註：膝蓋不應過度向內移動（外翻動作）或向外移動（內翻動作）。動態外翻動作是已知的膝蓋受傷風險因子，包括 ACL 斷裂。

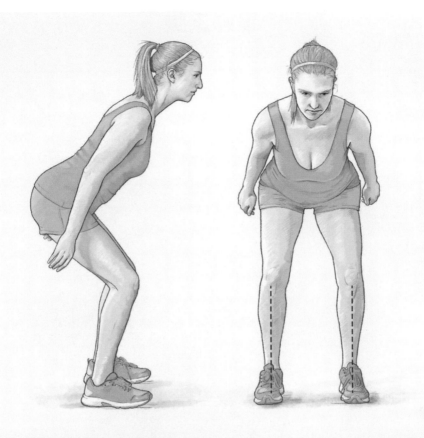

圖 8.4 適當的增強式練習著地位置（plyometric landing position）。（a）從側面看，運動員的肩膀與膝蓋呈一直線，這有助於將重心放在身體的支撐基礎上；（b）從正面看，運動員的膝蓋在腳趾上方；過度向內（外翻）的動作會增加運動員下肢的受傷風險。

單腳深蹲
SINGLE-LEG SQUAT

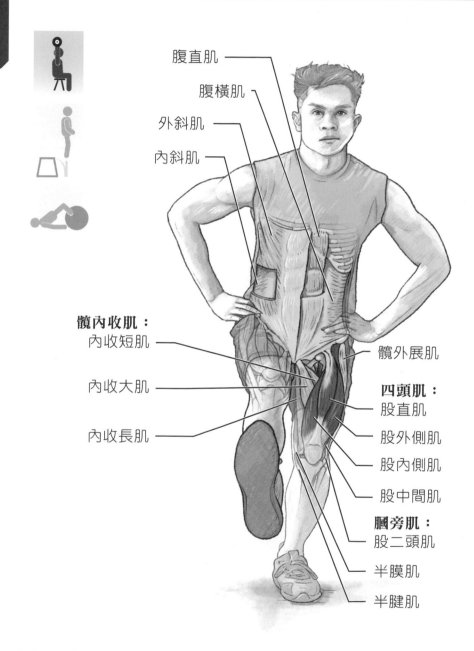

腹直肌

腹橫肌

外斜肌

內斜肌

髖內收肌：
內收短肌

內收大肌

內收長肌

髖外展肌

四頭肌：
股直肌

股外側肌

股內側肌

股中間肌

膕旁肌：
股二頭肌

半膜肌

半腱肌

動作拆解

❶ 雙腳與肩膀、髖部同寬，腳趾稍微向外，右腳離地。

❷ 慢慢彎曲左髖部和左膝，同時軀幹與地面之間的角度維持不變。

❸ 註：胸部挺向上方和外側，保持平背姿勢。左腳跟在地面上不動，膝蓋對齊第二、第三根腳趾。

❹ 兩邊的髖部和雙膝持續彎曲，直到大腿與地面平行，或者已經無法再放低。

❺ 伸展髖部和左膝，軀幹與地板之間的角度仍維持不變。

❻ 註：繼續保持平背姿勢，胸部挺向上方和外側。左腳跟在地面上不動，膝蓋對齊第二、第三根腳趾。

❼ 繼續伸展臀部和膝蓋，回到起始位置。

相關肌肉

- 主要：臀大肌、膕旁肌（半腱肌、半膜肌、股二頭肌）、四頭肌（股直肌、股外側肌、股內側肌、股中間肌）
- 次要：髖外展肌、髖內收肌（內收長肌、內收大肌、內收短肌）、豎脊肌（髂肋肌、最長肌、棘肌）、腹直肌、內外斜肌、腹橫肌

預防重點

　　單腳深蹲會動到所有大腿肌肉。要正確執行，下半身和軀幹要適當對齊，這會大幅提高對相關肌肉的訓練要求。執行時，要特別注意做出本動作的膝蓋，會有膝蓋垮掉（collapse）而到外翻位置的傾向。這種向內的動作稱為動態外翻（dynamic valgus），是脛股和髖股兩者的受傷風險因子。依說明執行本動作，可強化相關運動期間的肌肉徵召需求。

對於需要做出單腳半蹲姿勢的專項運動來說，單腳深蹲會對運動員很受用。本動作的運用實例，包含美式足球的球員變向時站定腳步後推進、足球員踢球，以及籃球員面對敵方的攻守。對於這類專項運動的球員來說，將單腳深蹲納入訓練計畫後，相關身體部位的定位和對齊會更正確，同時能強化前述動作中會動到的肌肉。

變化型

單腳深蹲有多種變化型（如舉臂單腿深蹲、保加利亞分腿蹲、滑冰者式單腳蹲），都是運動員可評估的訓練項目。本節說明其中一種變化型。

單腳懸浮弓步蹲 Levitating Lunge

單腳懸浮弓步蹲的練法與單腳深蹲相同，但抬起的膝蓋位於另一腳膝蓋的後面。在這個姿勢下，肢體向下動作的目標是放低位置，直到後面那隻腳的膝蓋剛好碰到地面（不應停留在地上，也不應用力撞到地面）。

抗力球膕旁肌彎曲

STABILITY BALL HAMSTRING CURL

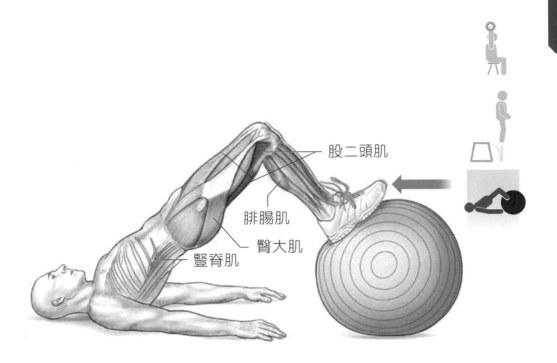

股二頭肌

腓腸肌

臀大肌

豎脊肌

動作拆解

❶ 在地板上仰臥，雙腳放在球上。

❷ 手臂外展約 30 度。

❸ 髖部抬離地面，雙腳、膝蓋、髖部、肩膀呈一直線。

❹ 彎曲膝蓋，腳跟靠近髖部（球會因此往回滾）。

❺ 髖部和肩膀仍呈一直線，膝蓋持續彎成 90 度角；完成動作時腳掌會大約踩在球的頂點。

❻ 伸展膝蓋，使球往外滾到起始位置。

- 主要：膕旁肌（半腱肌、半膜肌、股二頭肌）
- 次要：臀大肌、腓腸肌、豎脊肌（髂肋肌、最長肌、棘肌）

預防重點

膕旁肌適當運作，除了對專項運動很重要以外，也有助於保護和穩定脛股關節。一如前面章節所述，ACL 的功能之一是防止脛骨相對於股骨向前位移，因此，膕旁肌的力量提升後，可以降低 ACL 的受傷風險（Myer 等 人，2009）。 本練習動作的特色，在於會同時動到膕旁肌的近端（髖部）和遠端（膝蓋）部位，而相較於髖部的近端動作，更側重於遠端膝蓋動作。

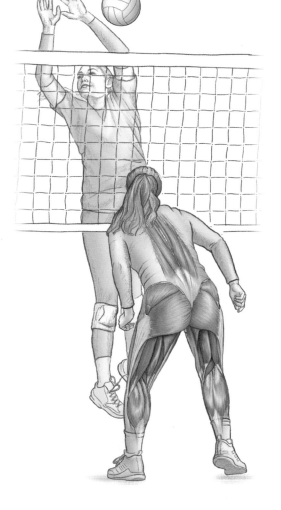

對於有衝刺動作或有 ACL 受傷風險的專項運動，選手可受益於這類膕旁肌的訓練項目。由於排球選手特別容易傷到 ACL，因此訓練計畫中，若能納入抗力球膕旁肌彎曲這項動作，會有所幫助。

變化型

坐姿腿彎舉 Seated Leg Curl

　　本變化型要坐在腿彎舉機上，腳踝放在滾輪墊上，膝蓋對齊機器的軸線。盡量彎曲膝蓋，然後慢慢伸展膝蓋，回到起始位置。相較於抗力球彎曲，本變化型的阻力較大，更需要控制軀幹。

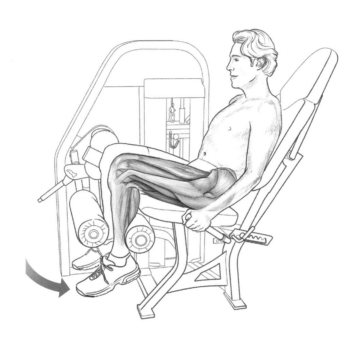

減速訓練
DECELERATION

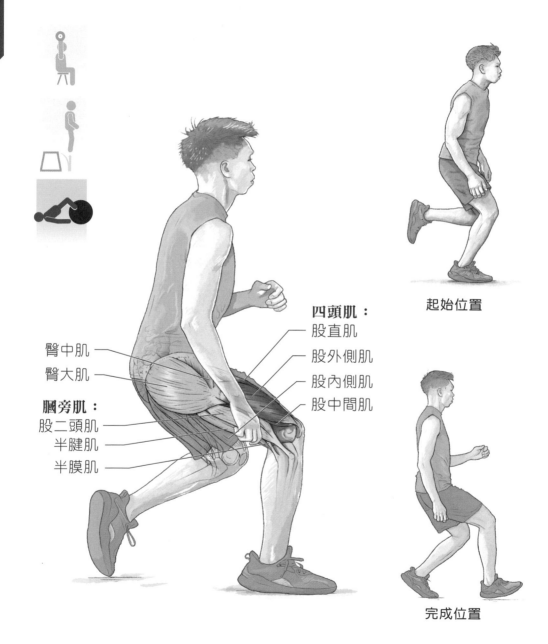

起始位置

四頭肌：
股直肌
股外側肌
股內側肌
股中間肌

臀中肌
臀大肌

膕旁肌：
股二頭肌
半腱肌
半膜肌

完成位置

動作拆解

❶ 以半速向前跑約 20 公尺。

❷ 三步以內減速並停止，髖部盡量放低，保持軀幹打直。

❸ 更能有效控制減速後，再提高到以四分之三的速度跑步，五步以內停下來。

❹ 最後階段則是全速跑步，七步以內停下來。

相關肌肉

- 主要：四頭肌（股直肌、股外側肌、股內側肌、股中間肌）
- 次要：膕旁肌（半腱肌、半膜肌、股二頭肌）、臀大肌、臀中肌、臀小肌

預防重點

　　減速訓練的用意是提高剎車（braking）的能力（特別針對四頭肌功能），且有助於將訓練從傳統的肌力訓練，轉移到更多的專項運動所需動作中。運動員練習如何用減速來分散力量的這種訓練方式，已不斷證實可降低 ACL 的受傷風險，而地面反作用力較高時，需要做出急停動作的選手其 ACL 受傷風險會增加（Hewett 等人，2005；Miranda 等人，2013；Sell 等人，2007；Yu 等人，2006）。對於訓練期短或訓練經驗少的選手來說，更容易有上述情形（Bates 等人，2013）。多數的專項運動和選手負責位置，都需要衝刺時減速或變向，例如：

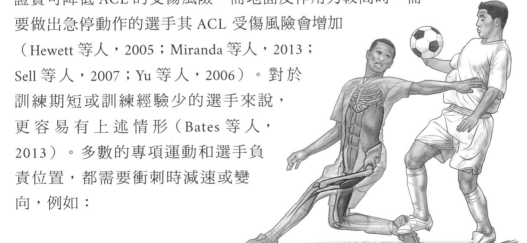

- 排球選手跑向網前時。
- 籃球員為了防守傳往界內的球而跑動時。
- 足球後衛為了截斷傳球而跑動時。

變化型

有兩項練習動作可視為減速練習的變化型，或者說能提高減速的技巧和身體要求。這兩項動作是落地定點（drop freeze）和穩定性跳躍（stability hop），兩者均必須在短時間內使動作慢下來和停下來，也就是減速。

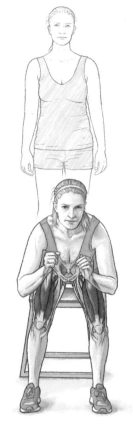

落地定點 Drop Freeze

從箱子上著地；彎曲膝蓋並盡量以雙腳安靜著地，藉此吸收衝擊力。兩腳膝蓋應對齊第二、三根腳趾；圖示請參考第 173 頁的落地位置。

穩定性跳躍 Stability Hop

單腳向前跳並以另腳著地，彎曲該腳膝蓋並盡量安靜著地，藉此吸收衝擊力。著地該腳的膝蓋應對齊第二、三根腳趾。這是絕佳的練習動作，可訓練下肢對齊，並透過適當的技巧，使身體更能應對快速變向。

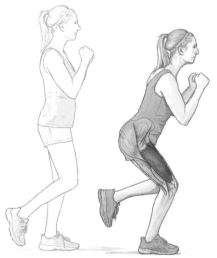

落下跳（深跳）
DROP (DEPTH) JUMP

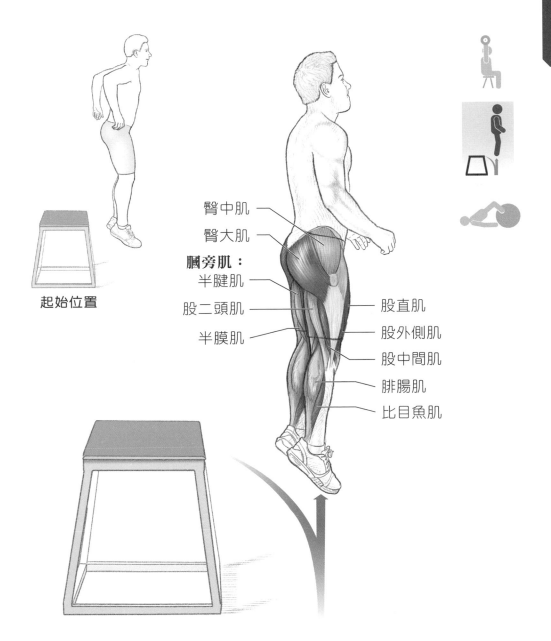

起始位置

臀中肌

臀大肌

膕旁肌：

半腱肌

股二頭肌

半膜肌

股直肌

股外側肌

股中間肌

腓腸肌

比目魚肌

動作拆解

❶ 以感到自在的直立站姿，在 12 英寸（30 公分）高的箱子上站直，雙腳與肩膀、髖部同寬，腳趾靠近箱子邊緣。

❷ 從箱子上落下，以雙腳著地。

❸ 落地後立即跳高，愈高愈好，在地面停留的時間愈短愈好。

❹ 以相同的姿勢著地；彎曲膝蓋並盡量安靜著地，藉此吸收衝擊力。

❺ 註：兩腳膝蓋應適當對齊兩腳的第二、三根腳趾。

相關肌肉

· 主要：四頭肌（股直肌、股外側肌、股內側肌、股中間肌）、臀大肌、比目魚肌

· 次要：膕旁肌（半腱肌、半膜肌、股二頭肌）、臀中肌、臀小肌、腓腸肌

預防重點

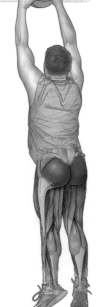

　　下肢增強式訓練，可納入許多其他訓練模式所沒有的速度和衝擊力要素。這種特殊練法有兩大好處：一是使膝蓋適當對齊，二是可模擬專項運動中會有的動作和衝擊類型。將高強度動作納入訓練計畫，運動員將因此更能適應專項運動的要求，包括爆發力和減速能力。

　　多數專項運動和選手的負責位置，均需要在跳躍落地時減速，例如：

· 美式足球外接手接球後落地時。

- 籃球前鋒搶到籃板球後落地時。
- 足球後衛用頭頂球後落地時。
- 排球攔網手在網前攔網後落地。

變化型

落下跳（深跳）到第二個箱子 Drop (Depth) Jump to Second Box

　　本練習動作的執行方式與落下跳（深跳）相同，不同處僅在於落地後的立即跳躍目標是第二個箱子。第二個箱子與第一個箱子的距離，取決於受訓者的能力和從事增強式訓練的經驗。初期可選擇 24 英寸（60 公分），會是不錯的開始（NSCA 2016）。

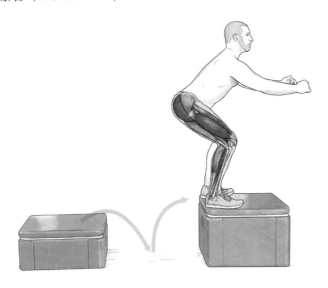

落下跳（深跳）至 90 度旋轉 Drop (Depth) Jump to 90-Degree Turn

　　本練習動作的執行方式與落下跳（深跳）相同，不同處僅在於落地後立即跳躍時要轉身 90 度。如同落下跳（深跳），彎曲膝蓋並盡量安靜著地，藉此吸收衝擊力。

單腳垂直跳
SINGLE-LEG VERTICAL JUMP

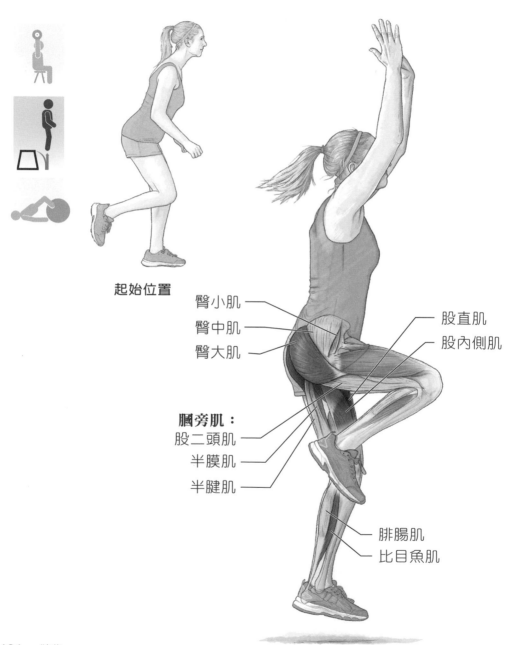

起始位置

臀小肌

臀中肌

臀大肌

膕旁肌：
股二頭肌

半膜肌

半腱肌

股直肌

股內側肌

腓腸肌

比目魚肌

動作拆解

❶ 採取感到自在的直立站姿。練習全程中，未著地的腳均要維持不動，且膝蓋彎曲。

❷ 稍微蹲下，接著立即以有爆發力的方式跳起，兩手手臂可輔助伸向目標位置。

❸ 膝蓋適當對齊的狀態下，以起始姿勢單腳著地（見圖 8.4），彎曲膝蓋並盡量安靜著地，藉此吸收衝擊力。

❹ 同一隻腳重複跳躍。

❺ 註：應於每次跳躍後回復原姿勢（重複動作，不連續）。

相關肌肉

· 主要：四頭肌（股直肌、股外側肌、股內側肌、股中間肌）、臀大肌、比目魚肌

· 次要：膕旁肌（半腱肌、半膜肌、股二頭肌）、臀中肌、臀小肌、腓腸肌

預防重點

　　如同落下跳（深跳），這種增強式訓練不但側重於膝蓋適當對齊，還能模擬專項運動會有的特定動作和衝擊。然而，由於本動作僅使用單腳，躍起的腳會需要肌肉產生更多的力量來增加強度之外，也需要更高的平衡能力，以及對於跳躍該腳膝蓋的控制力。

　　任何類型的舞都會需要舞者

的單腳在一段時間內舞動或著地，例如跳躍、芭蕾舞的越步，乃至於各類型的轉身動作。單腳垂直跳對於所有舞者都能受用，協助膝蓋對齊，增強肌力，同時降低受傷風險。

變化型

單腳垂直跳（連續型）Single-Leg Vertical Jump—Continuous

單腳垂直跳的連續型練法同單腳垂直跳，但跳躍之間的恢復時間縮短到最小幅度：單次跳躍落地後，要立即再跳，不休息。這需要對膝蓋有更強的控制力之外，且由於是連續動作，性質上更能模擬多數專項運動中會有的動作。

單腳左右跳 Single-Leg Side-to-Side Hop

如同單腳垂直跳的連續型，單腳左右跳也是連續起跳，但不是垂直跳，而是往旁邊之後再跳回起始位置。執行本動作時，將兩個標記物放置在相距 12 英寸（30 公分）的地方，接著站在其中一處標記上。單腳側向跳到另一處標記物；落地後，立即再次跳到開始的標記物，不休息。這需要對膝蓋有更強的控制力之外，且由於是連續動作，性質上更能模擬多數專項運動中會有的動作。

側邊跨欄式跳躍
SIDE HURDLE JUMP

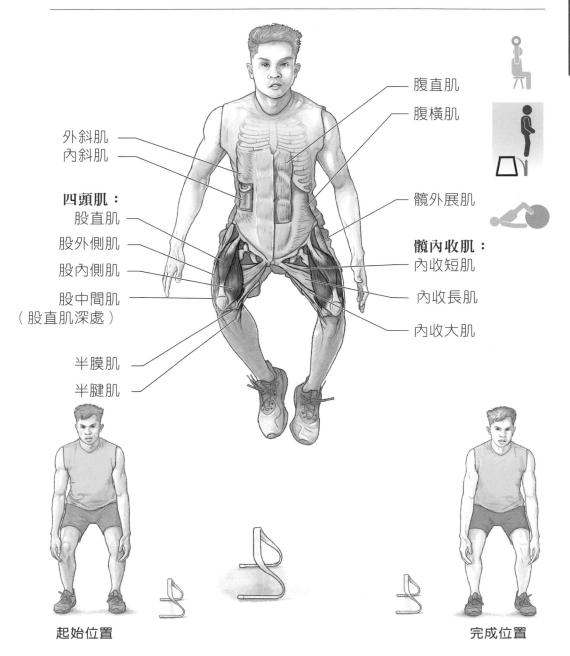

外斜肌
內斜肌

四頭肌：
　股直肌

股外側肌

股內側肌

股中間肌
（股直肌深處）

半膜肌

半腱肌

腹直肌

腹橫肌

髖外展肌

髖內收肌：
內收短肌

內收長肌

內收大肌

起始位置

完成位置

動作拆解

❶ 站在障礙物的一側，雙腳與肩膀、髖部同寬。

❷ 保持膝蓋適當對齊（見圖 8.4），同時稍微彎曲兩腳膝蓋，雙腿併攏跳起，越過障礙物。

❸ 雙腳著地時彎曲膝蓋，藉此吸收衝擊，並保持膝蓋適當對齊。

❹ 回到起始位置，重複動作。

❺ 註：可在障礙物的任一側來練習本動作。

相關肌肉

· 主要：臀大肌、膕旁肌（半腱肌、半膜肌、股二頭肌）、四頭肌（股直肌、股外側肌、股內側肌、股中間肌）

· 次要：髖外展肌、髖內收肌（內收長肌、內收大肌、內收短肌）、豎脊肌（髂肋肌、最長肌、棘肌）、腹直肌、內外斜肌、腹橫肌

預防重點

　　無論是以兩腿執行的原型還是單腳的變化型，側邊跨欄式跳躍都可為跳躍增加側向的動作要素，受訓者因此必須利用不同於垂直跳躍的方式，同時控制好跳躍和著地的位置。專項運動有若干位置常見本類型的動作，但最常見的運動位置之一是美式足球的跑衛。跑衛經常要向前跑之後雙腳落地停下來，再啟動單腳（或雙腳）來變向。若練習側邊跨欄式跳躍時姿勢正確且對齊，將因此更能應對美式足球中常見的切入和變向。

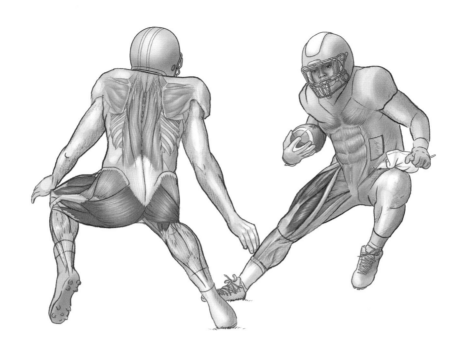

變化型

側邊跨欄式跳躍（連續型）Side Hurdle Jump—Continuous

側邊跨欄式跳躍也能變化成連續型態：單次跳躍落地後，立即再次反方向跳過障礙物，不休息。這需要對膝蓋有更強的控制力之外，且由於是連續動作，性質上更能模擬多數專項運動中會有的動作。

單腳側邊跨欄式跳躍 Single-Leg Side Hurdle Jump

另一項常見的變化型，則是單腳側邊跨欄式跳躍。單腳站在障礙物旁，跳過障礙物，以同一隻腳著地。這項動作極具挑戰性，需要對膝蓋更有控制力。由於強度增加，也建議降低障礙物的高度。

站立跳遠到單腳落地
STANDING LONG JUMP TO SINGLE-LEG LANDING

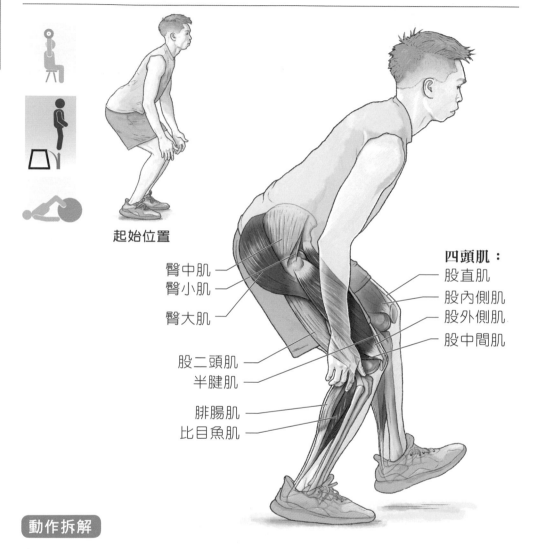

起始位置

臀中肌
臀小肌
臀大肌

股二頭肌
半腱肌

腓腸肌
比目魚肌

四頭肌：
股直肌
股內側肌
股外側肌
股中間肌

動作拆解

❶ 以半蹲姿勢開始，雙腳與肩膀、髖部同寬。

❷ 稍微蹲下，接著兩腳立即以有爆發力的方式往前跳起，跳得愈遠愈好，並以手臂輔助跳躍。

❸ 膝蓋適當對齊的狀態下，以起始姿勢單腳著地（見圖 8.4），彎曲膝蓋並盡量安靜著地，藉此吸收衝擊力。

❹ 註：在重複動作的中間可完整休息。

相關肌肉

- 主要：四頭肌（股直肌、股外側肌、股內側肌、股中間肌）、臀大肌、比目魚肌
- 次要：膕旁肌（半腱肌、半膜肌、股二頭肌）、臀中肌、臀小肌、腓腸肌

預防重點

本跳躍動作的爆發力類似於專項運動和衝刺所要求的爆發力，單腳著地也可模擬專項運動中常見的減速。此外，適當的著地技巧也是重點，包括吸收衝擊和對齊。這兩項重點技巧已證實可降低受傷風險（Hewett 等人，2005；Miranda 等人，2013；Sell 等人，2007；Yu 等人，2006）。花式滑冰是需要頻繁單腳著地的專項運動。雖然花滑的著地表面不同於多數的專項運動，但單腳著地時對於膝關節大體上有著一樣的要求。將「站立跳遠到單腳落地」納入花滑選手的訓練計畫中，會是減少膝傷風險的重要安排。

變化型

站立跳遠到垂直跳躍 Standing Long Jump to Vertical Jump

本變化型和前面的練習一樣，不同點在於雙腳著地，接著立刻垂直跳躍後，再次雙腳著地，盡量安靜著地以吸收衝擊。

腿部伸展
LEG EXTENSION

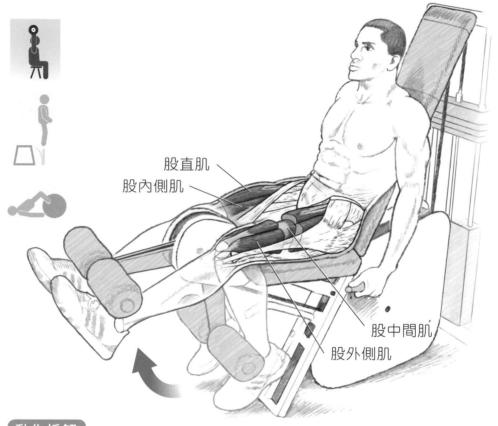

股直肌
股內側肌
股中間肌
股外側肌

動作拆解

❶ 坐在機器上，兩腳膝蓋對齊機器的軸線。

❷ 註：如果背墊可調，可移動背墊，使兩腳膝蓋對齊機器的軸線，並調整臀部和大腿的位置，讓膝蓋後側碰到座椅的前端。

❸ 腳踝前側要勾住踝墊下方。

❹ 註：如果踝墊可調，可調整位置，讓腳背碰到踝墊。

❺ 保持大腿、小腿和兩腳互相平行，伸展膝蓋直到打直。

❻ 膝蓋慢慢彎曲，回到起始位置。

相關肌肉

- 主要：四頭肌（股直肌、股外側肌、股內側肌、股中間肌）
- 次要：無

預防重點

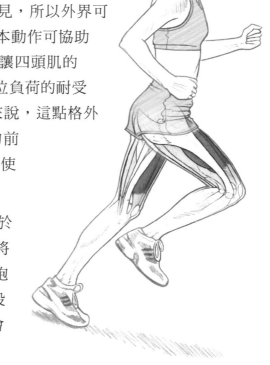

　　過去在復健和傷害預防的領域中，會認為本練習動作有爭議，原因在於「無用武之地」，而且前剪切力會導致重建的 ACL 鬆弛（ACL 會限制前剪切力），不過本動作卻是本書所認為可獨立鍛鍊四頭肌的最佳動作。由於這項動作在專項運動或日常生活內很罕見，所以外界可能會認為練了也無用武之地，然而，本動作可協助執行背蹲舉等更具功能的項目，又能讓四頭肌的使用減到最小程度。對於建立髖腱部位負荷的耐受性，以及降低 ACL 反覆斷裂的風險來說，這點格外重要。再者，對於「任何可能形成的前剪切力會不當影響 ACL」這一點，即使有研究持此見解，研究數量也有限。

　　對於腿部伸展動作，若能納入用於降低髖股關節傷害風險的訓練計畫，將有助於會動到下肢的所有專項運動。跑者是很好的例子，跑者是常產生髖股關節疼痛的運動員，所以腿部伸展會

很受用。下坡跑步時更是如此；在下坡跑步時，制動機制中會有顯著的離心要素。

變化型

壺鈴腿部伸展
Kettlebell Leg Extension

本動作和前述腿部伸展非常相似，但有兩大區別：一是本動作以單腳練習，二是不用機器，而用壺鈴來產生阻力。用壺鈴伸展腿部時，要坐著，大腿支撐在椅、凳或箱子上，將一隻腳的腳趾扣在壺鈴的把手內。不離座的同時，伸展膝蓋直到打直，接著膝蓋慢慢彎回到起始位置。

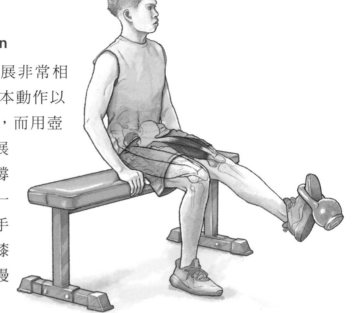

北歐式四頭肌訓練 Nordic Quadriceps Exercise

北歐式四頭肌訓練通常稱為反向北歐式彎曲（reverse Nordics），正好與膕旁肌的變化型相反。北歐式四頭肌訓練顧名思義，重點在於四頭肌，而不是膕旁肌。執行本動作時，在地面上以高跪姿開始。膝蓋到肩膀維持一直線，彎曲膝蓋，慢慢向後傾斜。放低時，應該會開始感覺到大腿前側繃緊。繼續盡量往後傾斜，接著收縮四頭肌的肌肉，回到起始位置。

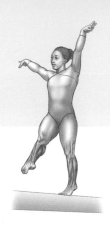

9

小腿、腳踝和足部

　　解剖學上，小腿、腳踝和足部是三個不同的部位，三者之間有顯著的重疊和交互作用（見圖 9.1）。本章將探討各部位和關節之外，也會逐一針對其特定肌肉和關節，提供注意事項。

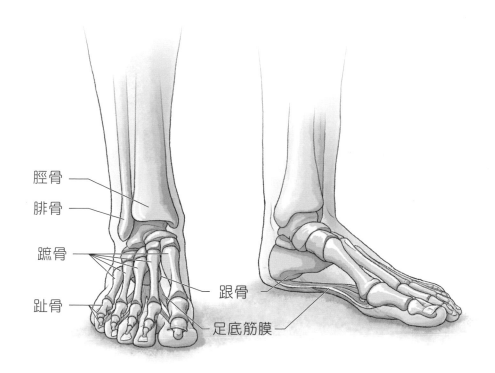

脛骨
腓骨
蹠骨
趾骨
跟骨
足底筋膜

圖 9.1 小腿、腳踝和足部的解剖結構

小腿

　　小腿是下肢的下部，位於膝關節和踝關節之間。雖然英文的「leg」通常指整條下肢，但在解剖學上，指稱的範圍僅有膝關節和踝關節之間的部位。脛骨和腓骨是小腿的骨骼，脛骨是小腿中主要承受重量的骨頭。脛骨在上方和股骨的髁形成關節（第 7、8 章介紹），在下方則與距骨形成關節（本章稍後介紹）。腓骨固然確實承受少許重量，但主要用途是作為小腿肌肉的附著點。小腿有前、外、後三個腔室（compartment），各有不同的肌肉和結構。

　　前腔室有四塊肌肉，每塊肌肉主要負責足部在踝關節處的背屈，以及腳趾的伸展（見圖 9.2）。

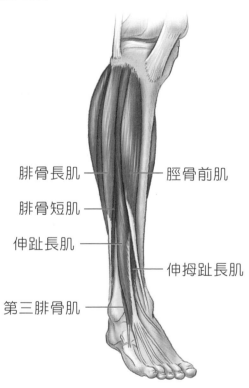

腓骨長肌 —————　　————— 脛骨前肌

腓骨短肌 —————

伸趾長肌 —————

　　　　　　　　　　————— 伸拇趾長肌

第三腓骨肌 —————

圖 9.2 小腿的前側肌肉

- **脛骨前肌**：起自脛骨外側的上半部，止於第一蹠骨和內側楔狀骨的基部。脛骨前肌的主要功能，是足部在踝關節處的背屈，但也可以使足部內翻。其他肌肉雖然也會協助足背屈和足內翻，但脛骨前肌是執行這些動作的主要肌肉。
- **伸趾長肌**：緊靠脛骨前肌的外側，形成四條肌腱，這四條肌腱於足部頂端分叉到外側的四個腳趾。伸趾長肌起於脛骨外側髁和腓骨前側表面的上方四分之三處，止於外側四趾的中間和遠端趾骨。伸趾長肌顧名思義，負責這些腳趾的伸展。由於位於前側，因此有助於腳踝處的足背屈。
- **第三腓骨肌**：起自腓骨前側表面的下方三分之一，並止於第五蹠骨的基部（頂端）。第三腓骨肌雖然也有助於足背屈，但主要負責腳踝處的足外翻。
- **伸拇趾長肌**：起自腓骨前側表面的中間部分，止於腳拇趾遠端趾骨的基部。主要功能雖是腳拇趾的伸展和超伸（hyperextension），也有助於足背屈。

小腿的外腔室僅有兩塊肌肉，可使足部外翻。兩塊肌肉都位於外踝的後方；這個位置正好讓兩塊肌肉都有助於蹠屈（即足部指向下方的彎曲型態）（見圖 9.2）。

- **腓骨短肌**：起自腓骨外側面的下方三分之二處，止於第五蹠骨基部和外側粗隆。
- **腓骨長肌**：起自腓骨外側的頭和上方三分之二處，止於第一蹠骨基部和內側楔狀骨（位於第一蹠骨後方）；這些止點靠近脛骨前肌的止點。

小腿的後腔室有數塊肌肉。前三塊較淺層，第二組的三塊肌肉則是小腿後腔室的深層肌肉（見圖 9.3）。

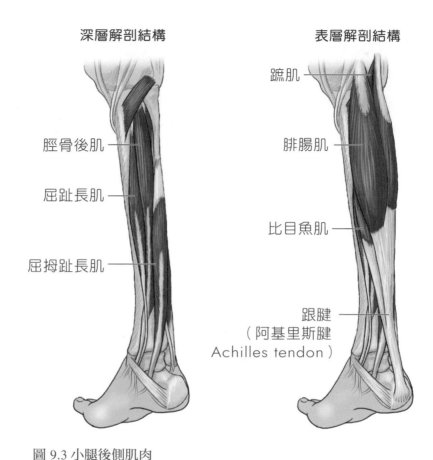

深層解剖結構   表層解剖結構

蹠肌

脛骨後肌

腓腸肌

屈趾長肌

比目魚肌

屈拇趾長肌

跟腱
（阿基里斯腱
Achilles tendon）

圖 9.3 小腿後側肌肉

- **腓腸肌**：後腔室最表層的肌肉，有兩個頭：外側頭起自股骨外髁的外
  側，內側頭起自股骨的膕面（popliteal surface，「膝蓋後面」部位），
  在股骨內側髁的上方。兩個頭在小腿下面還不到一半的地方形成單一
  肌肉，並於此處變成一條又寬又扁的肌腱，經由跟腱（阿基里斯腱）
  止於跟骨後側。腓腸肌的主要功能是踝關節處的足蹠屈。特別的地方
  在於其起點靠近膝蓋，因此可幫助小腿在膝關節處屈曲。然而，任何

肌肉只要橫跨兩處關節，如果想要試著在兩個關節的地方都同時發揮最大作用，會無法兩全其美。也就是說，如果腓腸肌要讓足部進行最大限度的蹠屈，就會無法使膝蓋彎曲。

- **比目魚肌**：比目魚肌形似比目魚，故得其名。起自腓骨的頭後側、腓骨後側表面的上方四分之一處、脛骨的比目魚肌線，以及脛骨的內緣。比目魚肌如同腓腸肌，通過跟腱，止於跟骨的後側。比目魚肌是小腿的最大塊肌肉，極為強壯，與腓腸肌一同負責踝關節處的足蹠屈。

- **蹠肌**：這塊小肌肉起於股骨的外髁和腓腸肌的外側頭上方，止於跟骨後側，位於跟腱的止點上方。蹠肌雖然也可能受傷，但主要是本體感覺器官（proprioceptive organ），並有幅度極小的蹠屈能力。

- **屈拇趾長肌**：這塊深層肌肉起自腓骨後側表面的下方三分之二處，止於腳拇趾遠端趾骨的基部和兩塊種子骨。這些浮動性的骨頭位於肌腱的兩側之一，在越過第一蹠骨的頭時提供保護。屈拇趾長肌使腳拇趾彎曲，並可於踝關節處提供幅度有限的蹠屈。

- **屈趾長肌**：這塊深層肌肉起自脛骨的後側表面，低於比目魚肌的起點，止於外側四趾（即第二至五趾）的遠端趾骨基部。屈趾長肌可使外側四趾彎曲。

- **脛骨後肌**：這塊深層肌肉起自腓骨和脛骨兩者的後側表面，止於舟狀骨結節、楔狀骨和骰骨，以及第二、第三和第四蹠骨的基部。主要作用是足部的旋後和內翻（特別是蹠屈時），並在踝關節處提供幅度有限的足蹠屈。

由於小腿在日常和運動任務中大量使用，因此最常見的受傷部位不是肌肉，就是肌腱。肌腱結構每天使用的次數數以萬計，況且，體育練習或比賽只會讓使用次數變多，而非減少。

小腿拉傷

腓腸肌、比目魚肌和蹠肌的拉傷通稱為小腿拉傷；高速跑步、長跑和急加減速的專項運動會發生這種情況。雖然比目魚肌受傷的個案通報數可能不足（Draghi 等人，2021），但這部位的拉傷最好發於腓腸肌的內側頭，或是跟腱的肌腱交界處附近。一如膕旁肌和股直肌，腓腸肌是橫跨兩處關節的肌肉；因為作用於兩個關節，會面對到快速的變化，因而可能更容易受傷。小腿肌肉拉傷較好發於從事網球、美式足球和跑步的運動員。許多人有時會感覺小腿後側突然「啪」的一聲，這種情況有時稱為**網球腿**。最初認為起因是蹠肌受傷（Powell，1883），但更可能是因為腓腸肌內側頭拉傷的緣故（Harwin 和 Richardson，2016）。

跟腱病變

跟腱相當大，將腓腸肌、比目魚肌連接至跟骨。拜其尺寸之賜，跟腱既能對抗巨大的力，還有個重大功能，就是將力量從肌肉傳遞到足部和腳踝。肌腱受到刺激是一種常見的運動傷害，起因於能量的重複儲存和釋出。儘管多稱其為**跟腱炎**（Achilles tendinitis），但這項術語卻可能誤導。如同第 8 章所提的髕腱，受傷肌腱的發炎是獨特的症狀，不見得是傳統的發炎反應。逾五成的跟腱病變部位是肌腱的中間附近，一小部分（25%）發生在跟骨的附著處（De Jonge 等人，2011）。近期研究指出，蹠肌是跟腱疼痛病例的原因（Olewnik 等人，2017）。跑步、籃球、足球、橄欖球等需要反覆用力收縮小腿肌肉的活動，更可能和跟腱病變相關。

夾脛症（脛痛症候群）

雖然小腿肌肉拉傷和跟腱病變都發生在後側，但小腿前側和內側疼痛，通常稱為**夾脛症**（shin splints）。夾脛症和以下各結構有關：

・脛骨前肌

- 脛骨後肌
- 屈拇趾長肌
- 屈趾長肌
- 脛骨幹
- 脛骨骨膜

　　和夾脛症有關的醫學診斷，是所謂的**內脛壓力症侯群**（medial tibial stress syndrome）。因此，最常涉及的結構是脛骨後肌和脛骨。當運動員的足部接觸地面時，脛骨後肌負責減慢旋前的速度（其中混合了足部的外翻、背屈和外展等動作）；如果該肌肉未接受足夠的訓練，重複落地可能會導致受傷。當脛骨受到影響時，初期可能是骨膜受到刺激，如未治療，可能會惡化為應力性骨折。最常發生在有跑步或反覆跳躍和落地（如舞蹈）的專項運動和活動，且通常是一種過度使用傷害；這種過度使用傷害的原因是活動過度，加上訓練太少。夾脛症有多項療法，但預防勝於治療：訓練周全，並強化特定肌肉（如脛骨後肌），才是良方善策。

踝

　　踝關節連接小腿和足部，由三塊骨頭組成：小腿的脛骨和腓骨，以及足部的距骨。其中的脛骨和腓骨，由若干韌帶和兩塊骨頭之間的骨間膜連接（見圖 9.4），於遠端形成凹槽狀的骨窩，稱為**榫眼**（mortise）。足部的距骨，則由脛骨和腓骨所形成的榫眼相連。腳踝的主要動作是背屈和蹠屈，但也會形成內翻和外翻，而內翻和外翻正是導致多數踝關節受傷的兩個動作。

　　從側面來看，踝關節的穩定度來自三條獨立的韌帶：前距腓韌帶、後距腓韌帶，以及跟腓韌帶（見圖 9.4）。這些韌帶會一同針對內翻應力提供抵抗和保護。從內側來看，腳踝由強壯的三角韌帶提供穩定性，三角韌

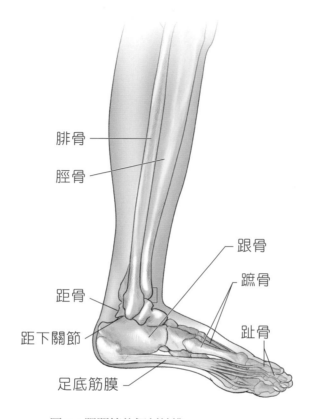

圖 9.4 踝關節的解剖結構

腓骨

脛骨

距骨

距下關節

足底筋膜

跟骨

蹠骨

趾骨

帶由四條獨立的韌帶組成。這些韌帶形成一個三角形，三角形則連接了脛骨和足部（特別是舟狀骨、跟骨和距骨）。這一組內側的韌帶會針對外翻應力提供抵抗和保護。

　　儘管腳踝的骨骼和韌帶結構似乎能提供足夠的保護，防止運動傷害，但踝關節仍是運動中最常受傷的關節之一，故須格外注意，以降低受傷風險。

踝關節扭傷

踝關節扭傷：視嚴重度分成 I、II、III 級韌帶斷裂，是最常見的運動傷害之一（Fong 等人，2007），有以下三大類：

- **內翻扭傷：**為最常見的腳踝扭傷類型，在極度內翻時發生。內翻扭傷非常普遍，據估計，一般民眾一生中，高達七成都曾經踝關節內翻扭傷（Hiller 等人，2012）。患部遍及多達三個外側韌帶：前距腓韌帶（最常受傷）、跟腓韌帶、後距腓韌帶。內翻踝關節扭傷好發於需要快速、爆發性變向的專項運動，例如籃球、足球、排球、美式足球。內翻扭傷的傷病史，會是內翻扭傷本身的最大風險因子。

- **外翻扭傷：**內側（裡面）的踝關節韌帶通稱為三角韌帶，雖然三角韌帶很強壯，但可能因極度外翻而受傷。

- **脛腓韌帶聯合處扭傷：**也稱為**高部位的踝關節扭傷**（high ankle sprain）。患部包含遠端的脛腓韌帶聯合處（脛骨和腓骨之間的纖維關節），以及遠端脛骨和腓骨之間的其他韌帶。儘管任何腳踝的動作都可能發生脛腓韌帶聯合處扭傷，但最常見的是距骨的極度外旋或背屈。這種傷害常見於美式足球、冰球、滑雪、角力（Nussbaum 等人，2001）。

足部

足部可以分為若干部位，但最常分為後足、中足、前足。後足就位於踝關節的遠端，止於距舟關節和跟骨——骰骨關節，常合稱為**橫跗關節**（transverse tarsal joint）。後足的骨骼是距骨和跟骨。中足起於橫跗關節，止於蹠骨的起點，通常稱為**跗蹠關節**（TMT joint）。中足有數處關節，但多只能提供有限的運動。中足的五塊骨頭分別是舟狀骨、骰骨，以及內側、中間和外側的楔狀骨。前足有五塊蹠骨、兩塊種子骨，以及 14 塊趾骨。四隻較小的腳趾各有近端、中端和遠端的趾骨，提高

腳趾的抓握能力，協助平衡。然而，足部的大拇趾只有近端和遠端的趾骨，這項特性提供的是剛硬度（當然不是到僵硬的程度），有助於在行走、跑步和衝刺時提供推進力。

足部的骨骼形成三個弓：內側縱弓、外側縱弓、橫弓。足弓有助於吸收落地、跑步、行走時產生的震動。此外，足弓有彈性，因此可適應或因應不平坦的地形。為足弓提供被動支撐的有骨骼本身，也有各韌帶和足底腱膜（通常稱為**足底筋膜**。見圖 9.1）。足弓的主動支撐和動作，則由若干小的內在肌肉提供。

旋前和旋後

必須特別提到的是，有兩種足部和腳踝的動作，受到已發表的刊物與醫學專家大量關注，就是旋前和旋後。旋前是跟骨外翻、前足外展、踝背屈等三種由跟骨和足部進行的協調動作；方向性上，會在額狀面、水平向、矢狀面等各動作平面展開。旋後基本上是旋前的相反，包含在各動作平面進行三種動作，即跟骨內翻、前足內收、踝蹠屈。旋前和旋後是正常的動作，不代表受傷或運動力學上的異常。

針對走路，以及包含跑步、衝刺、跳躍、著地在內的專項運動動作，足部可提供兩大功能。首先，足部可調整來適應地面的變化，同時減少觸地後身體其餘部位所受到的影響，此即旋前；如果沒有前述的協調動作，運動員會有其他下半身受傷的風險。然而，除了吸收震動和適應地面之外，足部還必須傳遞來自下肢

肌肉的力，在躍蹬時提供推進力。為此，足部必須形成一個穩定的槓桿（function as a rigid lever），此即旋後；若無旋後，足部和小腿的肌肉會吸收負荷，而無法將負荷轉移到地面，因此喪失效率，產生受傷的風險。

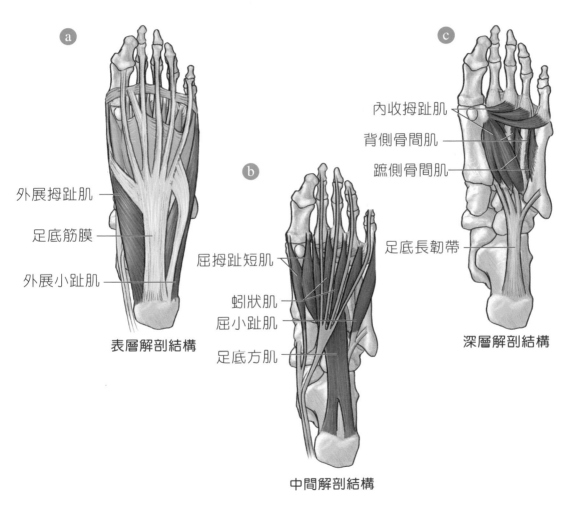

圖 9.5 足部的內在肌肉：（a）表層解剖結構；（b）中間解剖結構；（c）深層解剖結構。

有許多小肌肉是整塊肌肉都在足部的。這些肌肉有助於移動腳趾，並穩定足部。由於這些小肌肉的起點和止點都在足部裡面（即不靠近腳踝），故通稱為**足部內在肌肉**（intrinsic foot muscles，見圖 9.5）。其中兩塊肌肉位於足背（伸拇趾短肌和伸趾短肌），其餘十塊肌肉位於足底。位於足底的這些肌肉有助於外展、內收和彎曲腳趾，從淺到深分別是：外展拇趾肌、屈趾短肌、外展小趾肌、足底方肌、蚓狀肌、屈拇趾短肌、屈小趾肌、內收拇趾肌、蹠側骨間肌、背側骨間肌。

足部本身就是高度活動的部位，又在日常生活和專項運動中扮演舉足輕重的角色，因此足部會發生多種運動傷害。其中最常見的患部之一是表層的結締組織，即足底筋膜。

足底筋膜炎

足底筋膜炎是一種疼痛性發炎，患部是足底筋膜的起點，位於內側的跟骨粗隆。雖然外傷也不無可能，但更常是一種過度使用傷害，好發於需要大量跑步的運動員，如長跑選手、足球員。足部姿勢（特別是過度旋前）和足底筋膜炎有關。然而，研究界的見解分歧，部分研究發現有關聯（Aranda 和 Munuera，2014），其他則認為無關（Landorf 等人，2021）。

抬高腳跟
HEEL RAISE

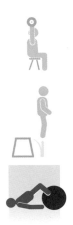

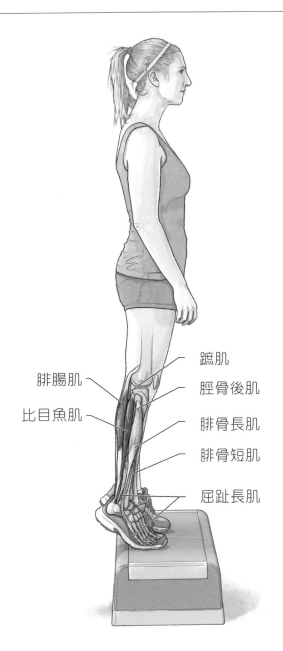

腓腸肌

比目魚肌

蹠肌

脛骨後肌

腓骨長肌

腓骨短肌

屈趾長肌

動作拆解

❶ 腳掌放在踏台的邊緣，站立時雙腳和雙腿彼此平行，膝蓋打直。

❷ 腳跟降到低於踏台的位置，保持舒適、延展的姿勢。

❸ 膝蓋維持打直，雙腳平行，足部和腳踝完全蹠屈，用腳尖站立。

❹ 腳跟慢慢放低，回到起始位置。

❺ 註：抬到最高點時，要避免腳踝扭向外側。

相關肌肉

· 主要：腓腸肌、比目魚肌
· 次要：蹠肌、脛骨後肌、屈趾長肌、屈拇趾長肌、腓骨長肌、腓骨短肌

預防重點

　　無以數計的專項運動動作中，都會動到踝關節的蹠屈肌。這些動作包括跳躍、衝刺、變向等爆發性動作，還有減速時以及落地時吸收力的離心作用。鍛鍊相關肌肉後，蹠屈肌（特別是腓腸肌和比目魚肌）和跟腱將更能適應前述壓力源。

　　體操的若干動作必須要踮起腳尖。在騰翻（tumbling pass）過程中跳躍、跳馬上的躍身、平衡木上轉身，以及從各項體操設備上落地，都會動到抬高腳跟的相關肌肉。無論目標項目是控制力和推進力也好，甚至是落地時的離心作用也罷，抬高腳跟都有助於強化小腿後側的肌肉和肌腱，讓足部和腳踝的其他結構做好承受前述類型動作的準備，並可減少足、踝的受傷風險。

變化型

抬高單腳腳跟 Single-Leg Heel Raise

　　本動作的執行方式與抬高腳跟相同，但一次只用單腳。由於只動單一下肢，「抬高單腳腳跟」會比一般的「抬高腳跟」更加激烈、更有挑戰性。

坐姿抬高腳跟 Seated Heel Raise

　　坐姿抬高腳跟的執行方式與抬高腳跟相同，不過是以坐姿進行。坐在椅子上（或使用特殊的抬高腳跟設備），大腿彼此平行，膝蓋彎曲90度，腳掌放在踏台邊緣。大腿的頂部可放一個負重，來增加阻力。腳跟放到低於踏台的位置，保持舒適、伸展的姿勢；足部和腳踝完全蹠屈，接著腳跟慢慢回到起始位置。坐著時膝蓋彎曲90度，會使腓腸肌執行本訓練動作的幅度受限，比目魚肌因此成了主要會動到的肌肉，這一點對於以跑步為主的活動格外重要。

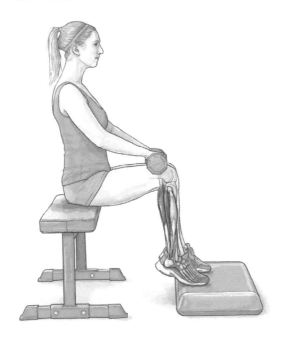

雙腳彈簧跳
POGO

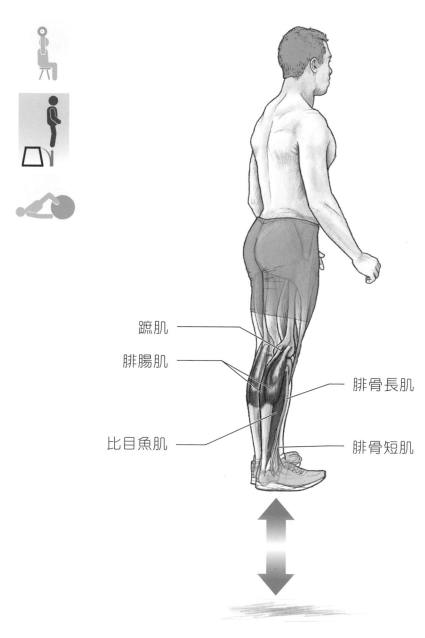

蹠肌

腓腸肌

比目魚肌

腓骨長肌

腓骨短肌

動作拆解

❶ 採取感到自在的直立站姿。雙腳與肩膀、髖部同寬。

❷ 以手臂和肩膀來輔助動作,只用小腿的下端跳起來。膝蓋雖然也會輕微彎曲和伸展,但主要是靠腳踝和足部的蹠屈。

❸ 在空中做出腳踝背屈的動作。

❹ 雙腳著地,接著立即跳起;大都靠腳踝和足部的關節在動。

❺ 註:為最大限度提高動作彈性,須全程維持前述雙腳的鎖定位置,以確保接觸時穩固,跳起時快速且有彈性。盡量減少水平和橫向運動(勿前後左右移動)。

相關肌肉

· 主要:腓腸肌、比目魚肌

· 次要:蹠肌、脛骨後肌、屈趾長肌、屈拇趾長肌、腓骨長肌、腓骨短肌、四頭肌(股直肌、股外側肌、股內側肌、股中間肌)

預防重點

　　雙腳彈簧跳可提供若干好處。主要目的之一是針對腳踝(以及膝蓋和髖部),強化落地和起跳的動作機制。此外,本訓練動作可協助將力向下導引到地面。這類衝擊(以及隨之形成的地面反作用力),是身體必須學會引導的重大壓力源。

　　雙腳彈簧跳可優先針對腳踝和足部來練習反覆跳躍(而非膝蓋和髖部),協助肌

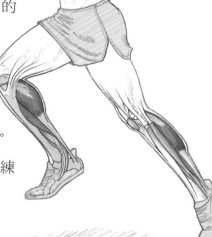

肉和肌腱準備好展開衝刺。此外，由於本訓練動作中運動員跳躍到空中的時期需要腳踝做背屈的動作，所以有助於強化衝刺動作中足夠的「腳趾向上」姿勢。

變化型

單腳彈簧跳 Single-Leg Pogo

本訓練動作的執行方式與雙腳彈簧跳相同，不過是以單腳執行。採取感到自在的直立站姿，彎曲一腳至髖部且把腳踝放在背屈狀態。懸空腳的膝蓋，應維持在髖部以上的位置，腳跟則位於站立該腳膝蓋的前方。用手臂和肩膀向上動，產生往上的力量，只用站著那隻腳的小腿下端跳起來。該腳的整隻腳掌落地後，要接著立即跳起來；本練習大都靠腳踝和足部的關節在動。

踏跳步
SKIP

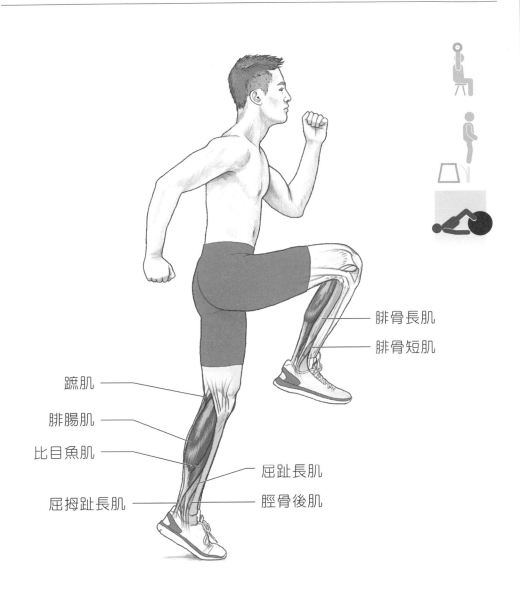

腓骨長肌

腓骨短肌

蹠肌

腓腸肌

比目魚肌

屈拇趾長肌

屈趾長肌

脛骨後肌

動作拆解

❶ 一隻腳抬高，髖部和膝蓋屈曲約 90 度。

❷ 先從單一腳的反向運動開始，以該腳跳向上方和前方。沒有動的另一腳應維持起始的屈曲位置，直到落地。

❸ 以同一隻腳的起始姿勢落地。

❹ 立即用另一腳重複踏跳步。

相關肌肉

・主要：腓腸肌、比目魚肌

・次要：蹠肌、脛骨後肌、屈趾長肌、屈拇趾長肌、腓骨長肌、腓骨短肌

預防重點

　　踏跳步是很好的肌肉鍛鍊動作，有助於大步跨越，同時也協助將力向下引導到地面；這種衝擊力（以及由此產生的地面反作用力）是身體必須學會引導的重要壓力源。另一項好處是鍛鍊肌肉、關節和其他結

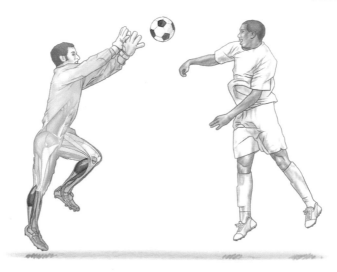

構，才能承受許多專項運動中會有的快速衝擊力和反彈力，並針對衝刺和其他專項運動的動作，強化其所產生的爆發力。專項運動中需要跑步的選手，均可受益於踏跳步的練習。

變化型

踏步跳有許許多多的變化型，而其中三種是快速踏跳步、向後踏跳步、側向踏跳步。

快速踏跳步 Fast Skip

快速踏跳步雖然和典型的踏跳步相似，但與提高加速力學的訓練更密切相關。本項目的重點是針對彎曲的那隻腳，鍛鍊其擺動時的向上動能，站立腳的髖部伸展也能獲得強化。前面那隻腳的腳趾往上帶動的同時，腳底應該要在向前擺動的過程中擦過地面。本項目的動作結束時，腳會位於大腿後側的下方。快速踏跳步的重點是大腿的伸展、回復、高步頻，以及向前的推進力（距離不是重點）。

向後踏跳步 Backward Skip

本項目的執行方式與踏跳步相同，但開始（和延續動作）時的跳躍是向後，而非向前。向後踏跳步需要更高的協調度之外，在每次落地時，跟腱和相關肌肉還必須承受更大的離心負荷。

側向踏跳步 Side Skip

本項目的執行方式與踏跳步相同，但開始（和延續動作）時的跳躍是側向，而非往前。本動作除了需要的協調性更高以外，帶起動作那隻腳的踝關節也必須於不受傷的情況下承受內翻應力。

踮立撐體
RELEVÉ HOLD

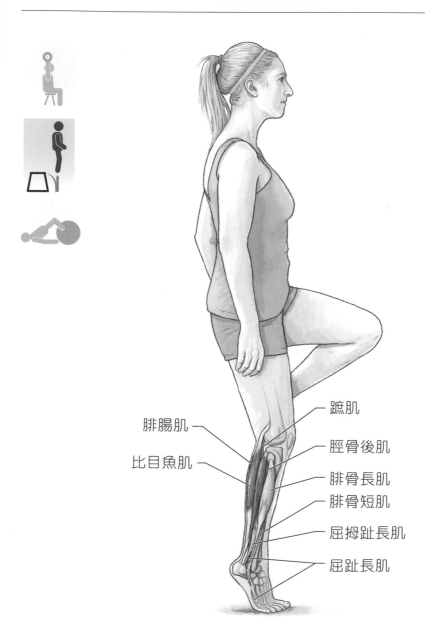

腓腸肌

比目魚肌

蹠肌

脛骨後肌

腓骨長肌

腓骨短肌

屈拇趾長肌

屈趾長肌

動作拆解

❶ 雙腳和雙腿互相平行，一腿抬高，髖部和膝蓋屈曲約 90 度。

❷ 站立腳的膝關節持續打直，於足部和腳踝完全蹠屈的狀態下，踮起腳尖。

❸ 保持該姿勢一定時間，接著慢慢放低腳跟，回到起始位置。

❹ 註：抬到最高點時，要避免腳踝扭向外側。

相關肌肉

・主要：腓腸肌、比目魚肌

・次要：蹠肌、脛骨後肌、屈趾長肌、屈拇趾長肌、腓骨長肌、腓骨短肌

預防重點

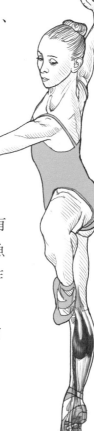

　　踮立（relevé）是舞蹈術語，意思是「站起來」。雖然傳統上會雙腳外翻，以膝蓋彎曲的姿態開始，即「芭蕾蹲」（plié），但本書使用「踮立」這項術語，指腳跟抬高並維持最高點時的狀態。等長訓練的練習有助於強化和改善蹠屈肌（尤其是腓腸肌和比目魚肌）的肌耐力以及跟腱的肌耐力，而這是許多動作的所需要素。

　　芭蕾舞者的腳和腳踝極為容易受傷，原因有時是技巧不佳（如踮立時鐮刀腳或腳踝外扭），有時只是芭蕾舞動作的重複性所致。在訓練計畫中，若能納入以正確姿勢執行踮立撐體的環節，會是減少受傷風險的一項方法。在動作的最高點

撐住不動，既能強化正確姿勢，又可透過相關的等長收縮，幫助加強肌肉、肌腱和其他相關結構。雖然踮立撐體是用於芭蕾舞甚至體操的練習動作，但所有針對跟腱或腳踝傷害的預防計畫都應納入。

變化型

踮立落地撐體 Relevé Landing Hold

本變化型要用雙腳跳起來，接著以踮立的姿勢單腳落地。落地後，保持該姿勢一段時間。一如踮立撐體，本變化型也能提高肌耐力，但落地會帶來衝擊力，而這是選手身體在從事專項運動時經常面臨的壓力源。

彈力帶內翻
RESISTANCE BAND INVERSION

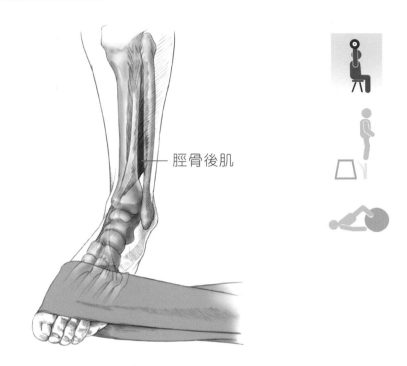

脛骨後肌

動作拆解

❶ 坐在桌子、長椅或地板上，雙腳在面前打直。

❷ 於單腳的內側繞一圈彈力帶；彈力帶的另一端可綁在柱子上，或由陪練員拿著。

❸ 小腿和大腿不動的狀態下，將彈力帶維持在足部的內側，腳慢慢盡量向內動。

❹ 腳慢慢盡量向外動。

相關肌肉

· 主要：脛骨後肌
· 次要：脛骨前肌

　　脛骨後肌有助於腳踝內翻，所以是重要的肌肉。但更重要的是，跳躍著地或跑步時會進行離心作用，以減緩足部旋前。脛骨後肌和脛骨前肌一樣，兩者均和夾脛症有關。練習這項內翻動作，跑者會很受用。

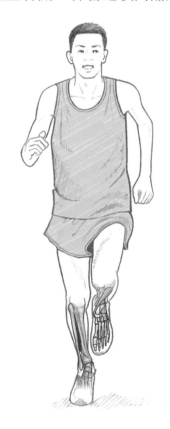

變化型

彈力帶內翻，外加蹠屈 Resistance Band Inversion With Plantarflexion

　　本練習的執行方式與彈力帶內翻相同，但腳踝全程蹠屈。這個姿勢更能獨立鍛鍊脛骨後肌，原因在於脛骨前肌無法提供相同的協助。

腳跟行走
HEEL WALK

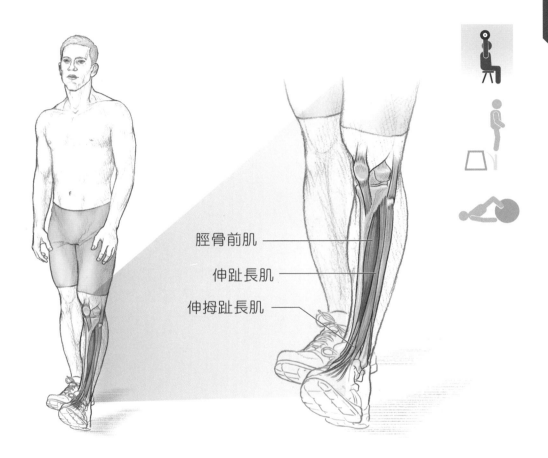

脛骨前肌

伸趾長肌

伸拇趾長肌

動作拆解

❶ 採取感到自在的直立站姿,雙腳與肩膀、髖部同寬。

❷ 腳踝背屈的狀態下,雙腳的腳趾和腳掌離地。

❸ 足部和腳踝維持該姿勢,步行一段距離。

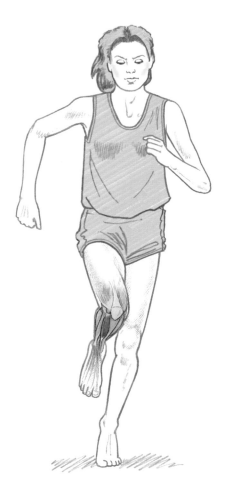

相關肌肉

- 主要：脛骨前肌
- 次要：伸趾長肌、伸拇趾長肌

預防重點

　　運動員透過鍛鍊腳踝的背屈肌，該部位的肌肉將更能準備好應對專項運動的動作。具體來說，該部位的肌肉會在跑步和衝刺的離地階段使腳踝背屈（抬起），並有助於針對跑步時的每一次觸地，控制和減緩腳踝的蹠屈。如同彈力帶內翻帶來的好處一樣，若能將腳跟行走納入訓練計畫中，跑步這項運動的選手必然會很受用。透過鍛鍊前側的肌肉，該部位的肌肉會更能承受跑步時必定會有的反覆背屈姿勢。

變化型

徒手協助離心背屈 Manual Eccentric Dorsiflexion

　　坐在桌子、長椅或地板上，小腿在身體前方，膝蓋打直。陪練員抓住腳的頂端向下拉，呈現蹠屈的姿勢，受訓者則同時抵抗該動作。本練習項目會針對腳踝的背屈肌，使其形成強烈的離心肌肉動作。如前所述，針對跑步時剛觸地後的腳踝蹠屈，這是很重要的練習，能有助於控制腳踝蹠屈。因此，可作為專項運動的特定項目。

彈力帶外翻
RESISTANCE BAND EVERSION

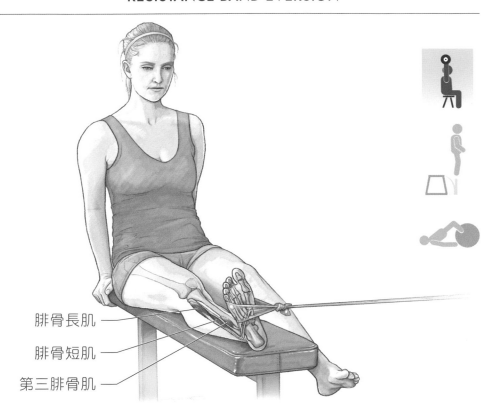

腓骨長肌

腓骨短肌

第三腓骨肌

動作拆解

❶ 坐在桌子、長椅或地板上,單腳在面前打直。

❷ 在該腳外側繞一圈彈力帶;另一端可以貼在柱子上或由陪練員拿著。

❸ 彈力帶持續維持在該腳外側,大小腿不動,腳盡量慢慢向外移動。

❹ 該腳盡量慢慢向內移動。

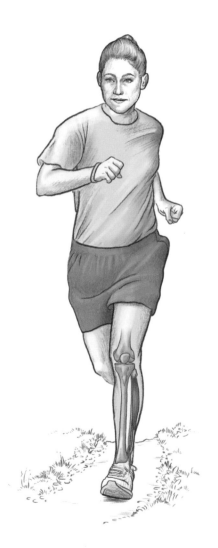

相關肌肉

- 主要：腓骨長肌、腓骨短肌、第三腓骨肌
- 次要：無

預防重點

　　對於需要頻繁變向或在不平坦地形上跑步的專項運動，內翻踝關節扭傷極為常見。舉例來說，越野跑者往往會遇到洞或障礙物，例如裸露的樹根或岩石。此時，腳踝可能會更加內翻，幅度超過關節結構的容許範圍，導致腳踝外側的韌帶扭傷。鍛鍊腳踝的外翻肌，可提高腳踝的整體穩定性，這會格外有助於降低內翻踝關節扭傷的風險。

變化型

等長外翻 Isometric Eversion

　　坐姿相同，雙腳在面前打直，一隻腳的外側靠在牆壁等不可移動的物體上。大小腿不移動，盡量用力將腳的外側推向牆壁。維持此動作一段時間後放鬆，重複前述動作。本練習如同彈力帶外翻，可鍛鍊腳踝外翻肌的肌力。透過等長的肌肉動作，藉此產生更大的力。

縮足運動

SHORT FOOT

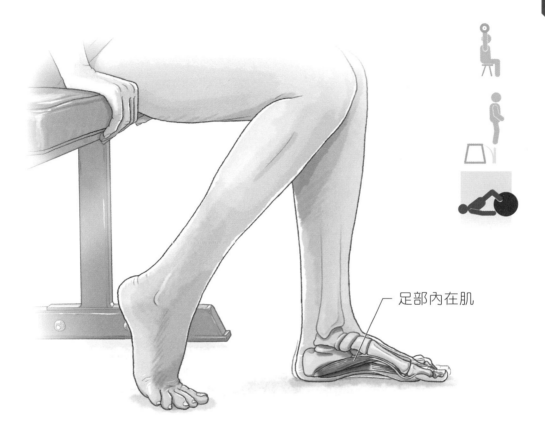

足部內在肌

動作拆解

❶ 坐下，膝蓋彎曲呈 90 度，腳踝在正中位置。

❷ 腳趾不彎曲的狀態下，試著將第一蹠骨的頭（即腳拇趾正後方的腳骨）往腳跟的方向動，讓腳的長度「變短」。

❸ 註：前腳和腳跟不應離地。

相關肌肉

- 主要：足部內在肌（伸拇趾短肌、伸趾短肌、外展拇趾肌、屈趾短肌、外展小趾肌、足底方肌、蚓狀肌、屈拇趾短肌、內收拇趾肌、屈小趾肌、蹠側骨間肌、背側骨間肌）
- 次要：無

預防重點

經過證實，鍛鍊足部內在肌可減少跑步相關傷害的風險，降低幅度達兩倍以上（Taddei 等人，2020）。針對會大量跑步、衝刺、跳躍和落地的運動員，練習前述動作將有助於減少其受傷的風險。

縮足運動（以及下方提到的變化型）有助於強化足部內在肌，藉此使這些肌肉更能支撐所有的足弓和關節，進而降低足部的受傷風險。由於芭蕾舞者的腳部經常受傷，因此本動作將特別受用。

變化型

抬高足弓 Arch Lift

抬高足弓這項動作雖然類似縮足運動，但重點在於會增加足弓的高度。坐著，單腳平放在地板上，足弓抬高呈弓形。腳跟和腳趾不離地。

赤腳走路
BAREFOOT WALK

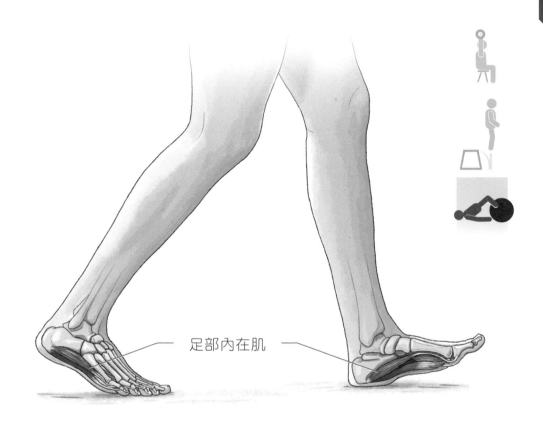

足部內在肌

動作拆解

❶ 脫下鞋子，採取感到自在的直立站姿，雙腳與肩膀、髖部同寬。

❷ 開始走路，步調舒適自在即可。

❸ 步行一段距離或時間，建議先以 5 分鐘開始。

❹ 註：在脫鞋之前檢查待步行的路面和區域，確保步行範圍內沒有任何碎屑和危險物體。

相關肌肉

　　步行會使用許多肌肉。下方列出負責步行的肌肉；若目的是減少足部和腳踝受傷，粗體字的肌肉為本練習項目的重點。

- 主要：股四頭肌、膕旁肌、臀大肌、臀中肌、**腓腸肌、比目魚肌、屈拇趾長肌、屈趾長肌、脛骨後肌、脛骨前肌、伸拇趾長肌、伸趾長肌、第三腓骨肌、腓骨短肌、腓骨長肌、足部內在肌**
- 次要：恥骨肌、內收長肌、內收短肌、內收大肌

預防重點

　　鞋類可支撐足部的內側縱弓和其他結構。鞋子脫下之後，則必須由足部內在肌（以及脛骨後肌等部分外在肌肉）提供支撐。除了跑者之外，赤腳行走對於芭蕾舞者也很受用。原因在於可用於鍛鍊足部內在肌，以及其他有助於支撐足弓的肌肉，即脛骨後肌。本練習也可協助強化腳內部的其他結締組織和關節結構。

　　註：研究界也已有文獻探討過赤腳跑步。對於增加關節穩定性，以及提高跑步和肌肉的效率來說，赤腳跑步會是有效的訓練模式。然而，若將赤腳跑步開始納入訓練計畫，練習安排上的所需時間超過本書的範圍，因此本書不探討赤腳跑步。

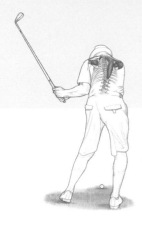

10

預防運動傷害的熱身

身體活動前熱身，是讓身體為運動、訓練或競技做好準備的標準方法。熱身可以改善訓練和運動表現（Fradkin 等人，2010），且可能降低受傷風險（Fradkin 等人，2006；McGowan 等人，2015；Shrier，1999、2000；Silva 等人，2018）。熱身帶來的若干好處包括：

- 發力率改善（Asmussen 等人，1976；Swanson，2006）
- 肌肉收縮加快（Hoffman，2002）
- 肌力和爆發力提升（Bergh 和 Ekblom，1979；Enoka，2015；Takeuchi 等人，2021）
- 彈性提高（Takeuchi 等人，2021）
- 跑步變快（Gil 等人，2020）
- 更多的血液和氧氣送往相關肌肉（McAr-dle 等人，2014）
- 心理準備程度提高（Bishop，2003）

然而，確立熱身的目標，是一件很重要的事。共同的目標包括為活動做好準備、提高彈性，以及降低受傷的風險。本章所討論的熱身，既可作為運動的準備，也可減少受傷風險。本書採用循序漸進的熱身法：先做一般熱身，再做預防傷害用的熱身動作，最後是特定活動的熱身運動（Darrall-Jones 等人，2021；見圖 10.1）。各階段逐步增加強度的同時，也漸次導入針對專項運動的動作。

熱身動作：循序漸進

一般熱身

以下練習動作係透過常見的一般動作來提高身體溫度，為運動員做好活動的準備。每一項練習會在次最大強度（submaximal level）下進行，時間為 5 到 10 分鐘。

例

1. 跑步
2. 騎自行車
3. 走路

傷害預防用的熱身動作

下列練習動作係針對特定的專項運動，探討常見的受傷部位。預防受傷用的熱身動作 1 到 2 組，每組 10 次。

例

1. 北歐式腿後彎舉（見第 7 章，第 152 頁）
2. 側棒式撐體（見第 5 章，第 102 頁）
3. 單腳深蹲（見第 8 章，第 174 頁）
4. 抬高腳跟（見第 9 章，第 209 頁）
5. 哥本哈根式撐體加抬腿（見第 7 章，第 163 頁）

針對特定活動的熱身動作

下列練習針對特定活動的動作，幫助運動員為練習和競技做好準備。練習的量和強度不一，但此處所列動作通常是 3 到 5 次，每次 30 公尺。

例

1. 衝刺
2. 踏跳步（見第 9 章，第 215 頁）
3. 跳步（見本章第 244 頁）

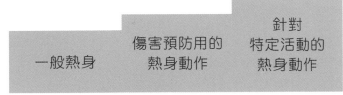

圖 10.1 熱身順序應該從一般熱身開始，再到傷害預防用的熱身動作，最後是針對特定活動的熱身動作。

熱身的最後一項好處是「活化後增益作用」（post-activation potentiation, PAP），其中針對特定活動的熱身更具有此效果。PAP 指的是，肌肉產生的力會因先前收縮而增加的現象。換句話說，如果初期的肌肉收縮沒有導致疲勞，則高負荷的肌肉短暫收縮就得以增加肌肉表現（Stone 等人，2008）。常見的例子是先做背蹲舉，短暫休息，接著跳躍或衝刺。此例中，背蹲舉會「賦能」，也就是提高後續的運動表現（跳躍、衝刺）。由於本書重點是預防運動傷害，所以不將 PAP 納入為熱身的一環，但 PAP 仍是提高運動表現的重大技巧。

一般熱身

常見的一般熱身包括以提高運動員心率為目標,展開 5 到 10 分鐘的活動,進而增加相關肌肉的血流量和氧氣,並提高呼吸頻率,改善關節腔內流動性(deVries 和 Housh,1995)。這樣的設計應視為針對後續傷害預防和特定活動的熱身做好準備。顧名思義,一般熱身通常包括一般性的活動,也就是說,並不是針對特定的專項運動、練習或活動所設計的。然而,從事不同專項運動的選手,一般熱身的練習菜單也可能有所不同。舉例來說,足球、籃球等團隊運動型的球員可能會簡單跑個 5 分鐘;而舉重選手的一般熱身可能是騎固定式腳踏車。

傷害預防用的熱身動作

一般熱身之後要做的是傷害預防用的熱身動作,針對常見的受傷部位,以減少其特定傷害的風險為目標,練習特殊設計的動作。這些練習類似於本書第 3 章至第 9 章所探討的練習動作,不過是在不會造成疲勞的強度下進行。傷害預防用的熱身動作也如同一般熱身,會依據運動員所從事的活動或專項運動而有所不同。舉例來說,足球員會納入減少 ACL、膕旁肌和腳踝傷害的動作,而棒球員會進行減少肩肘傷害的訓練。

傷害預防的熱身計畫

目前已針對常見的傷害原因,設計出若干熱身計畫,其中例子所納入的熱身,係針對跑步、足球、籃球和體操等專項運動。

除了針對專項運動預防傷害的熱身動作之外,也特別納入數項受歡迎的傷害預防熱身計畫,都是以降低 ACL 受傷的風險為目標。最常

用的兩項 ACL 傷害預防計畫，是聖莫尼卡運動醫學研究基金會（Santa Monica Sports Medicine Research Foundation）的 PEP 計畫，以及 11+ 計畫（前稱「FIFA 11+」）。儘管不同，步驟上卻有異曲同工之妙：兩者均需大約 20 分鐘才能完成；兩者都納入跑步、肌力和增強式訓練；而對於遵行計畫的實驗組，兩者均證實可有效減少運動傷害。

PEP 計畫

PEP（Prevent injury and Enhance Performance，預防傷害和增強表現）計畫是最早問世的 ACL 傷害預防熱身計畫之一，「納入熱身、伸展、肌力強化、增強式訓練，以及針對專項運動的敏捷度，對於用來穩定肌肉和周圍膝關節的肌力和協調度來說，可應對其潛在缺陷。」（Silvers 和 Mandelbaum，2001，第 206 頁）。本計畫最初的目標對象偏向女性足球員，但其動作和練習也適用於許多其他專項運動，如籃球、排球和美式足球（Herman 等人，2012；Noyes 和 Barber Westin，2012；Pollard 等人，2017；Rodríguez 等人，2018）。

11+ 計畫（前稱「FIFA 11+」）

11+ 計畫已成為最受歡迎的 ACL 傷害預防計畫之一。如同 PEP 計畫，由於 11+ 計畫獲得足球的全球主管單位國際足協（FIFA）和其研究部門 FIFA 醫學評估暨研究中心（F-MARC）認可，因此也是針對足球而研發。然而，11+ 計畫結合了跑步、肌力、增強式訓練和平衡練習等項目。拜此之賜，11+ 計畫成了用於降低 ACL 受傷風險的出色計畫。建議於所有訓練時段和比賽之前執行 11+ 計畫（Al Attar 等人，2016；Barengo 等人，2014；Herman 等人，2012；Mayo 等人，2014；Rössler 等人，2019；Silvers-Granelli 等人，2015）。

針對特定活動的熱身動作

做完一般熱身和傷害預防用的熱身動作之後，會來到目標活動開始前的最後熱身階段，也就是針對特定活動的熱身動作。這一類熱身會轉化成專項運動或特定活動的常見動作，且可能納入部分動作的實際操演（Young 和 Behm，2002）。強度會逐漸增加，且可針對特定肌肉和動作，使其準備好達到所需的最佳神經肌肉表現（McArdle 等人，2014）。

依據所從事的專項運動或活動內容不同，具體的熱身所需時間也各異。針對特定活動的熱身動作含許多步驟，若干例子如：

- 衝刺：技巧訓練和特定動作，如墊步抬腿式踏跳步（A-skip）、面牆單次換腳踏抬（single exchange）、面牆三次換腳踏抬（triple exchange）。再來短距離衝刺，速度由慢至快。
- 網球：上下半身的訓練；單側和雙側跳躍；10 秒加速、減速和變向練習（2 至 3 組，每組 6 至 10 次；大約 5 分鐘）（Fernandez-Fer-nandez 等人，2020）。
- 球場團隊運動（如足球、手球）：小型比賽，共三局，一局為時 2 分鐘，每局之間有 1 分鐘的被動恢復（Dello Iacono 等人，2021）。

彈性和熱身

有個常見的建議，是在熱身期間加入身體彈性的練習。一如第 2 章的討論內容，彈性結合了關節的活動範圍，以及該關節周圍組織的延展性。增加運動員身體彈性的最直接方法是伸展，而伸展分為三類：

1. **靜態伸展：**維持被動動作一定時間，通常為 10 到 30 秒。
2. **動態伸展：**以受到控制的狀態，做出和解除伸展的動作，範圍上不

需維持在頂點的推伸位置。

3. **彈震式伸展：**結合了靜態伸展和動態伸展，動作上會推伸到頂點位置，但會產生動作（通常是彈跳類的運動）。

伸展主要是靜態的，但也有動態伸展。第 2 章已探討過，伸展已證實會在伸展後短時間內快速降低爆發力的生成（Gremion，2005 年；Opplert 和 Babault，2018；Sá 等人，2015；Yamaguchi 等人，2006；Young 和 Behm，2002）。據悉，對於伸展數週後（或活動後進行伸展）是否會同樣導致無法生成爆發力，目前尚未有研究確立這一點。

如果熱身時，運動員的運動範圍或組織延展性不足以執行特定的專項運動或活動，則有必要進行伸展來達到所需彈性。需要極大身體彈性的專項運動員包括體操選手、芭蕾舞者，以及棒球投手。對於有類似身體彈性要求的運動員來說，活動前進行伸展會很受用。如果運動員已具備必要動作所需的身體彈性，就不需要進行伸展，畢竟很少研究支持靜態伸展或動態伸展可預防運動傷害（Shrier 1999；Witvrouw 等人，2004）。

對於多數運動員來說，伸展雖非必備項目，但要認知的一點是，身體伸展是一項傳統，且團體一起伸展可以為運動員增進團隊感情。因此，本書建議必要時可於活動後進行伸展，以免對練習和比賽期間肌力和爆發力的生成有不良影響。

走路弓步蹲
WALKING LUNGE

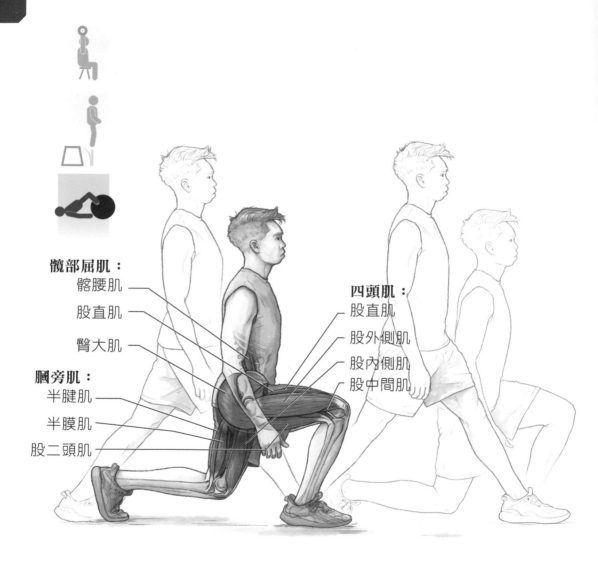

髖部屈肌：
　髂腰肌
　股直肌
　臀大肌

膕旁肌：
　半腱肌
　半膜肌
　股二頭肌

四頭肌：
　股直肌
　股外側肌
　股內側肌
　股中間肌

動作拆解

❶ 左腳平放，右腳向前邁出一大步。

❷ 右髖部和膝蓋慢慢彎曲，藉此放低身體，左腳慢慢彎曲，重心移到腳掌。

❸ 註：如第 8 章所述，右膝應對齊右腳的第二、三根腳趾，也就是既不要太向內，但也不要太向外，位置上可以越過（超出）右腳。身體重心應該在左右腳的腳掌之間均勻保持平衡，且軀體保持直立，和地面垂直。

❹ 伸展右髖部和膝蓋，大力推往前上方。

❺ 左腳抬起，立刻向前邁出一大步，並重複上述步驟。

相關肌肉

· 主要：臀大肌、膕旁肌（半腱肌、半膜肌、股二頭肌）、髂腰肌、四頭肌（股直肌、股外側肌、股內側肌、股中間肌）

· 次要：無

內翻膕旁肌伸展
INVERTED HAMSTRING STRETCH

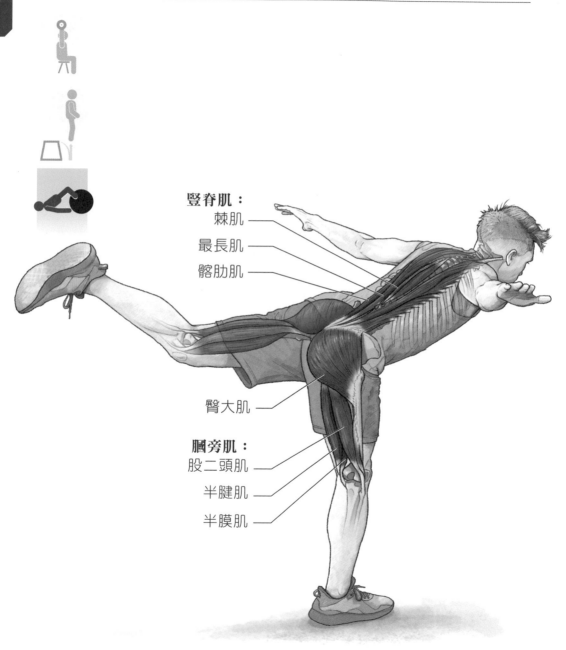

豎脊肌：
棘肌
最長肌
髂肋肌

臀大肌

膕旁肌：
股二頭肌
半腱肌
半膜肌

動作拆解

❶ 雙臂向兩側伸展（肩部外展 90 度），上半身前傾至腰部高度的同時，左腳也往後伸到腰部高度，接著腳踏回來。

❷ 註：避免往單側傾斜（即骨盆應保持水平）。上半身應與地面幾乎平行，此時應該感覺到右側膕旁肌的伸展。

❸ 左腳放在地面上，上半身回到直立姿勢。

❹ 立即以身體另一側重複前述動作。

相關肌肉

・主要：膕旁肌（半腱肌、半膜肌、股二頭肌）、臀大肌、豎脊肌（髂肋肌、最長肌、棘肌）

・次要：無

單腳階梯彈跳
SINGLE-LEG STAIR BOUND

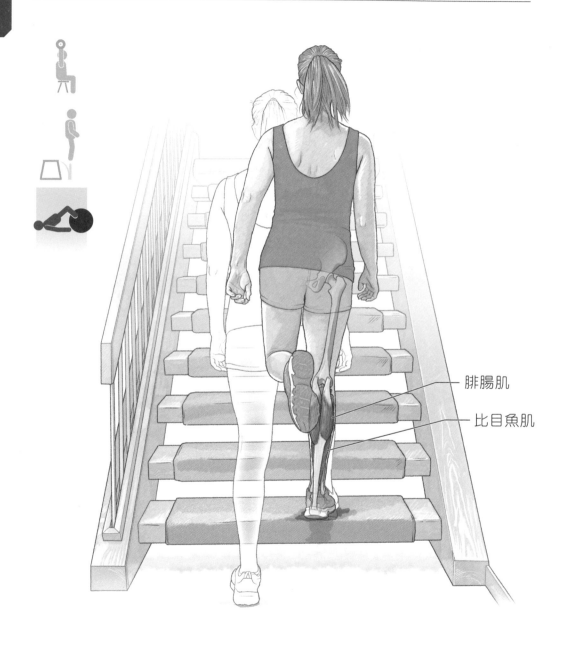

腓腸肌

比目魚肌

動作拆解

❶ 站在一組階梯上，左腳往後踏到較低的階梯或地面上。

❷ 左腳一碰到下方，立即向前猛力一跳。

❸ 以右腳踏出下一步。

❹ 以特定的距離或階梯數量為目標，重複前述動作。

❺ 註：依第 173 頁圖 8.4 的說明，著地時，膝蓋應對齊同一腳的第二、三根腳趾，也就是既不要太向內，也不要太向外。

相關肌肉

- 主要：腓腸肌、比目魚肌、四頭肌（股直肌、股外側肌、股內側肌、股中間肌）、臀大肌
- 次要：無

跳步
SHUFFLE

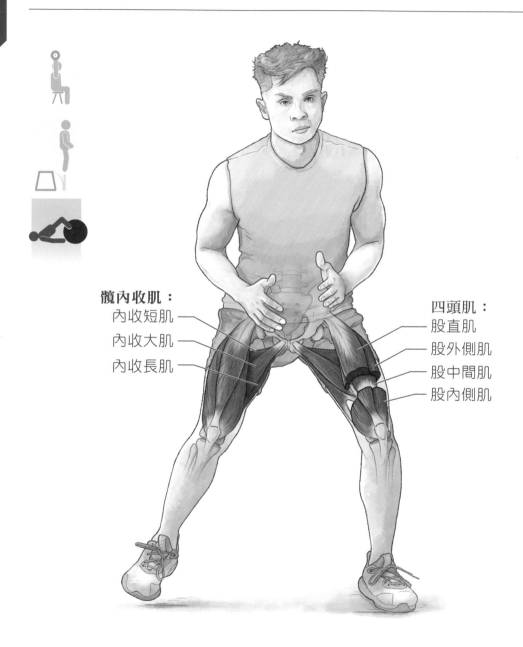

髖內收肌：
內收短肌
內收大肌
內收長肌

四頭肌：
股直肌
股外側肌
股中間肌
股內側肌

動作拆解

❶ 站立，雙腳的距離略大於髖部的寬度，兩膝彎曲，髖部放低。

❷ 用右腳蹬離地面，往左跳步。

❸ 雙腳勿交叉或碰到，左腳著地，接著右腳著地，立刻再用右腳蹬離地面，往左跳步。

❹ 在一定的距離內重複以上步驟。

❺ 註：本動作比較像滑步，而不是以單腳或雙腳跳躍。

相關肌肉

· 主要：髖內收肌（內收長肌、內收大肌、內收短肌）、髖外展肌、四頭肌（股直肌、股外側肌、股內側肌、股中間肌）

· 次要：無

腳踝背屈彈跳步
ANKLE FLIP

動作拆解

❶ 用右腳向前跳，左腳在前面。

❷ 左腳著地後，快速彈起向前跳，盡量減少觸地時間之外，也盡量增加投射到地面的力。

❸ 註：本動作除了要盡量減少觸地時間之外，還有個重點是盡量減少膝蓋屈曲，同時維持腳踝背屈。本練習實際上是一種跑步類或彈跳類的動作，重點放在以腳踝為主的下半身彈性，藉此鍛鍊離開地面的反彈力。

相關肌肉

· 主要：腓腸肌、比目魚肌
· 次要：無

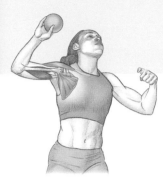

預防運動傷害的訓練計畫設計

11

傳統的訓練計畫，目的是提升肌力、爆發力和有氧耐力等運動表現指標，而「有效的傷害預防計畫」和前述「傳統的訓練計畫」兩者有著異曲同工之妙。如同傳統的訓練計畫，傷害預防計畫也必須操縱關鍵變因，讓身體適應所面臨的挑戰，改善特定的結果指標，最終降低受傷風險。

傷害預防的重點步驟

在設計以降低運動傷害風險為目標的計畫時，其設計重點會和傳統訓練計畫稍微不同。設計方法上，這兩類計畫都會先分析需求，選定練習動作，再來決定訓練的頻率、訓練負荷和次數（即訓練強度），以及訓練量。對於以降低運動傷害風險為目標的計畫，不會在設計階段就決定好理想的訓練順序，以及各練習動作之間的休息時間，這兩項變因不會納入。不過，會加入一項新的變因，就是訓練計畫的時間安排。因此，在設計運動傷害預防的計畫時，會納入以下五步驟：

1. 分析需求
2. 選定練習動作
3. 決定訓練頻率
4. 安排訓練時間
5. 決定強度和訓練量

此外，重點在於要注意三大訓練原則：專項性原則、超負荷原則、漸進性原則。第一，必須針對選手所從事專項運動的常見動作，來設計訓練內容，這一點在第 2 章曾有探討。對此，在設計訓練計畫時，要考量選手想防止受傷的結構或身體部位，並評估選手的傷病史。再來，訓練計畫要能給予足以形成適應變化的刺激，為運動員提供挑戰；前述刺激的方法如增加負重或加快速度，藉此形成超負荷。最後，訓練計畫必須審慎管理所選定的訓練變因，以循序漸進、恰如其分的方式增加挑戰性，此即漸進性原則。

本章後續將快速檢視必須適當執行的五大關鍵步驟，以此透過最有效的方式降低運動傷害的風險。在討論和介紹各步驟的情境時，將實例說明如何逐步設計一份 ACL 傷害預防計畫。

第 1 步：需求分析

在設計用於降低運動傷害風險的計畫時，重點在於要評估運動員的傷害預防需求。為此，本書展開需求分析，其中包括下列內容（見表11.1）：

- **專項運動和解剖學評估：**各專項運動以及選手的場上位置都有獨特的生物力學或生理要求，因此受傷風險也很獨特。無獨有偶，各解剖結構也反映了其動作面、穩定性和功能面上的獨特要求。專項運動和解剖學評估的目標，是確立這些要求，如肌力、肌肉附連處和收縮類型、收縮速度、減速、變向、關節結構。

- **傷病史：**過去曾受過的運動傷害，是再次受傷和繼發性傷害兩者的最大風險因子之一。再次受傷，指的是同一身體結構在先前受損之後的傷害，例如甲選手扭傷腳踝，三個月後又扭傷同一隻腳的腳踝，屬於「再次受傷」；繼發性傷害，則指在初次受損後發生的任何其他傷害，例如乙選手扭傷了一隻腳的腳踝，之後另一隻（即對側）腳的腳踝或

相鄰結構受傷，屬於「繼發性傷害」。了解運動員的傷病史，會有助於設計訓練計畫，以因應再次受傷和繼發性傷害。

- **目標和背景**：針對一般訓練和傷害預防的訓練，每位運動員都有獨特的背景和目標。於需求分析中一併評估目標和背景，有助於在設計傷害預防計畫時，賦予部分彈性。

表 11.1 ACL 傷害預防計畫：需求分析

專項運動和解剖學評估	傷病史	目標和背景
ACL 從股骨延伸到脛骨，可抵抗脛骨相對於股骨的前剪切力。 **肢體對齊的風險因子** 跳躍落地時，若屈膝的角度較淺，動態外翻動作又較大時，會增加 ACL 的受傷風險。 **生物力學風險因素** 膝關節負荷增加，ACL 的受傷風險也會提高（Hewett 等人，2005；Myer 等人，2008、2011；Paterno 等人，2010；Quatman 和 Hewett，2009）。 **肌力** 膕旁肌和髖部外展肌的無力，會增加 ACL 的受傷風險（Ford 等人，2008；Khayambashi 等人，2016；Knapik 等人，1991；Myer 等人，2004、2008；Söderman 等人，2001；Withrow 等人，2008）。 如果之前受過傷，則四頭肌的無力會和 ACL 受傷以及骨關節炎的風險增加有關。	若 ACL 受過傷，會增加該 ACL 部位再次受傷的風險之外，同一膝蓋內其他結構或對側 ACL 的繼發性傷害風險也會上升。	計畫目標是改善下肢的對齊，特別是落地時以及減速和變向時要盡量屈膝，並盡量減少動態外翻的動作。此外，對於無 ACL 受傷史的人來說，提高膕旁肌和髖外展肌的肌力，可降低受傷風險；對於無 ACL 受傷史的人而言，提高四頭肌的肌力很重要。

第 2 步：選定練習動作

本步驟將選定練習動作的模式。第 2 章曾討論過，練習動作的模式（exercise mode）指的是訓練動作的類型。第 2 章探討的練習動作模式有肌力訓練、增強式訓練用的練習動作、速度和敏捷度訓練、彈性訓練，以及有氧耐力訓練。後三者於本章納入「特殊訓練動作」的標題，探討特定的專項運動或運動傷害。本書的訓練計畫將側重前述訓練模式。對於運動傷害預防的計畫，目前研究界並未具體提出該納入多少數量的動作模式。一般來說，本書會建議四至六次的肌力練習動作、三至四次的增強式訓練動作，以及最多四次的特殊訓練動作；而內容又會依季節調整（見表 11.2）。

表 11.2 ACL 傷害預防計畫：選定練習動作

肌力訓練動作	增強式訓練動作	特殊訓練動作
・背蹲舉	・落下跳（深跳）	・跑步
・單腳深蹲（和變化型）	・落下跳（深跳）到第二個箱子	・減速訓練
・前跨步弓步蹲	・站立跳遠到單腳落地	
・側跨步弓步蹲	・單腳垂直跳	
・北歐式腿後彎舉		
・羅馬尼亞硬舉		
・側棒式撐體		

第 3 步：訓練頻率

訓練頻率，指的是傷害預防練習的每週執行次數。一般運動表現的訓練頻率，通常會依據體育年度的時間或賽季而變化，傷害預防的訓練也是如此。每一賽季包含了季前、賽季期間，以及休賽期，都有著特定的目標和訓練頻率（見表 11.3）。季前的目標是在比賽前盡量提高表現，

為即將到來的賽季蓄勢待發。在季前預先準備，展開一般性的體能訓練有兩大好處：一為全面降低受傷風險，二來可提高運動表現（Myer 等人，2005、2007；Myer、Ford、Brent 等人，2006；Myer、Ford、McLean 等人，2006）。

賽季期間的傷害預防策略固然便於執行，卻也有其侷限性。由於賽季時的訓練計畫往往強度較低，通常會認為是純粹用來保留季前取得的進步幅度。

由於肌力、爆發力，以及對壓力源的耐受性是預防運動傷害的重要因子，因此針對季前與賽季期間的密實訓練，若要先在體能上蓄勢待發，休賽期會是理想的準備期間。然而，預防傷害的策略往往會在賽季結束時就畫下句點。誠然，從日程規劃的角度來看，休賽期可能很難安排預防傷害的進度，但本書會倡導持續關注技巧，同時展開提高肌力、爆發力和耐力的訓練。體育年度的每一賽季都很重要，但是在預防運動傷害的計畫，針對複數賽季納入「運動傷害預防的排程計畫」，會極有利於選手身體的生物力學發展，以及減少運動傷害（Gilchrist 等人，2008；Klugman 等人，2011；Myer GD、Stroube BW、DiCesare CA 等人，2013；Stroube 等人，2013）。

表 11.3 ACL 傷害預防計畫：訓練頻率

體育賽季	每週訓練的次數
季前	3
賽季期間	2
休賽期	4

第 4 步：安排訓練時間

安排傷害預防的計畫，即是針對預防傷害的訓練動作，進行規劃或排程。用來預防傷害的訓練時間，可以安排在練習前、比賽前、練習後，或另訂獨立時段。時間安排的基準，通常最會參考的依據在於方便程度，以及用來預防傷害的練習動作會如何影響比賽或其他訓練時段。應安排選手有充分復元的時間，以免因為過度疲勞，導致後續無法有效率地練習或比賽。排程的方法不只一種，惟宜與其他訓練時間一同執行（如活動的準備或熱身），或另訂單獨訓練時段（見表 11.4）。

在方法上，多數用於傷害預防的訓練除了本身的練習動作之外，還會結合其他訓練時間。而實務上，極常於練習或比賽前展開傷害預防用的練習。這種安排方法很方便，也已證實可增加選手的配合度（Sugimoto 等人，2012）。本書也提倡這種排法，且於第 10 章介紹如何安排；將練習動作安排在其他訓練時間之後立刻進行，則是可以評估的其他排法（Potach 等人，2018）。這種安排除了方便之外，還可能錦上添花的一點是：在疲勞時練習減速、落地和變向，可以是傷害預防計畫的重要環節。而在其他訓練之後，展開以身體部位適當對齊為重點的預防傷害練習，這樣的安排雖然無法和所有訓練一併執行，但可能可以提供新的刺激。

將傷害預防用的練習時段另外獨立安排（尤其是休賽期時），也是不錯的排法，原因在於可以讓運動員更能善加適應肌力、爆發力，以及對於高強度衝擊的耐力，藉此更可能針對壓力源，形成目標的適應變化（Augustsson，2013）。然而，最重要的考量因素是配合度（Dix 等人，2020 年；Sugimoto 等人，2012），以及使運動員取得正確的運動方式和運動量，以降低受傷風險（Sugimoto 等人，2012、2015；Sugimoto、Myer、Barber-Foss 等人，2014；Sugimoto、Myer、Bush 等人，2014）。

表 11.4 ACL 傷害預防計畫：安排訓練時間

體育賽季	排程
季前和賽季期間	展開練習動作之前，為熱身的一環
休賽期	另安排獨立時間

第 5 步：強度和運動量

強度指的是特定動作或一組動作的相對難度，衡量標準通常是負荷／負重（所用阻力的量）或複雜度。強度是傷害預防計畫在設計時的一大關鍵環節。為了形成預期的適應變化，傷害預防計畫必須落實超負荷原則和漸進性原則。而為避免肌力和運動控制的進展進入停滯期，必須逐漸提高強度（Augustsson，2013）。在足夠的訓練負荷（>80% 1RM）下，多數人可以在不到六週的時間內提升肌力和爆發力（Goodwill 等人，2012；Oliveira 等人，2013；Weier 等人，2012）。

提高訓練強度的另一種方法，是改變練習動作的複雜性和新穎性。對於傷害預防用的訓練過程，若於早期就漸次提高練習動作的相對複雜性，可能足以提供適當的挑戰，來獲得預期效益。相較於實質提升肌力和爆發力，將重點放在提高練習難度時，會需要更多加探索訓練動作。由於技巧和肢體對齊與否，是許多運動傷害的風險因子，所以注意這些風險因子，也會是重點環節。

運動量，指的是運動員每次練習的訓練量，可透過各式各樣的方式來評估。在計算訓練量時，雖然也可考量訓練負荷，但本書評估訓練量時，相關因子只考量單一傷害預防練習的動作總執行次數（參見表11.5；Fleck 和 Kraemer，2014；McBride 等人，2009；O'Bryant 等人，1988）。在某種程度上，有一種相對於傷害預防的「反向劑量——反應關係」（inverse dose-response relationship）：神經肌肉訓練量愈大，

受傷的風險會愈低（Sugimoto 等人，2015；Sugimoto、Myer、Barber-Foss 等人，2014）。事實上，相較於 15 分鐘以下的訓練時間，訓練時間若超過 30 分鐘，可降低 26% 的 ACL 受傷風險降低（Sugimoto、Myer、Barber-Foss 等人，2014）。每週 30 分鐘在長度上相對較短，應視為傷害預防計畫的低標（Sugimoto 等人，2015）。

表 11.5 ACL 傷害預防計畫：強度和訓練量

	肌力訓練動作	增強式訓練動作	特殊訓練動作
季前	4 種練習動作 2 組，每組 8 次	2 種練習動作 2 組，每組 10 次	2 種練習動作 2 組，每組 10 次
賽季期間	3 種練習動作 1 組，每組 6 次	2 種練習動作 1 組，每組 10 次	2 種練習動作 2 組，每組 10 次
休賽期	6 種練習動作 2 組，每組 10 次	4 種練習動作 2 至 3 組，每組 10 次	無

計畫範例

本節後續將提供兩種傷害預防計畫的範本。一種針對特定的專項運動（足球；見表 11.6 至 11.8），另一種側重的是特定的身體結構（膕旁肌；見表 11.9 至 11.11）。檢視計畫的範本時，請注意兩種範本套用相同的格式。其中將同時提供中級計畫和進階計畫，兩者互有同異之處。在設計傷害預防的計畫時，請遵循本章所述步驟，才能針對運動團隊、選手和身體解剖結構的需求，打造出適用的傷害預防計畫，發揮期望的保護功能。

針對足球員的傷害預防計畫

以下傷害預防計畫係以足球員為對象，難度中級，納入肌力訓練、增強式訓練，以及特殊訓練的動作，於熱身後進行。本計畫適用於一年

中的任何時間；計畫內的實際變項是訓練量和頻率。

表 11.6 針對足球員的傷害預防計畫：熱身環節

練習動作	組數	次數／距離	頁
走路弓步蹲	1	10	238
內翻膕旁肌伸展	1	10	240
單腳深蹲（閉眼）	1	10	146
腳踝背屈彈跳步	2	100 英尺（30 公尺）	246
單腳階梯彈跳	2	6	242
跳步	2	100 英尺（30 公尺）	244
雙腳彈簧跳	2	10	212
衝刺（出力五成）	6	100 英尺（30 公尺）	不適用

表 11.7 針對足球員的傷害預防計畫：第 1 天

動作類型	練習動作	組數	次數	負荷	頁
增強式訓練動作	落下跳（深跳）	2	10	18 英寸（45 公分）	183
	站立跳遠到垂直跳躍	2	10	體重 *	193
	單腳垂直跳	2	10	體重	186
	站立跳遠到單腳落地	2	10	體重	192
肌力練習動作	背蹲舉	3	8	體重的 50%	143
	側跨步弓步蹲	2	10		130
特殊訓練動作	單腳羅馬尼亞硬舉	3	8	體重的 25%	157
	徒手協助離心髖部外展	2	10		123
	側躺式髖部外展	2	15		121
	抬高腳跟	2	15		209

* 體重：以自身體重作為阻力的訓練動作，即體重的百分比（如「體重的 50%」表示應使用體重一半的負重）

表 11.8 針對足球員的傷害預防計畫：第 2 天

動作類型	練習動作	組數	次數	負荷	頁
增強式訓練動作	落下跳（深跳）至 90 度旋轉	2	10	18 英寸 （45 公分）	185
	單腳左右跳（練習對齊用）	1	10	體重 *	188
	單腳推蹬	2	10	體重	147
	側邊跨欄式跳躍	2	10	體重	189
肌力練習動作	單腳深蹲	2	10	4 磅	146
	硬舉	2	8	體重的 50%	100
特殊訓練動作	抗力球膕旁肌彎曲 + 單腳健身凳橋式（組合動作）	3	10	體重	177 + 127
	側棒式撐體	2	10	體重	102
	北歐式腿後彎舉	2	10	體重	152
	滑輪髖部屈曲	2	10	彈力帶	161
	彈力帶內翻（慢速和快速）	2	15	彈力帶	221
	彈力帶外翻（慢速和快速）	2	15	彈力帶	225

* 體重：以自身體重作為阻力的訓練動作，即體重的百分比（如「體重的 50%」表示應使用體重一半的負重）

針對膕旁肌的傷害預防計畫

以下傷害預防計畫係針對膕旁肌，屬進階級，納入了肌力訓練、增強式訓練，以及特殊訓練的動作，於熱身後進行。

表 11.9 針對膕旁肌的傷害預防計畫：熱身環節

練習動作	組數	次數／距離	頁
走路弓步蹲	1	10	238
內翻膕旁肌伸展	1	10	240
單腳深蹲（閉眼）	1	10	146
快速踏跳步	2	100 英尺（30 公尺）	217
腳踝背屈彈跳步	2	100 英尺（30 公尺）	246
跳步	2	100 英尺（30 公尺）	244
雙腳彈簧跳	2	10	212

表 11.10 針對膕旁肌的傷害預防計畫：第 1 天

動作類型	練習動作	組數	次數	負荷	頁
增強式訓練動作	落地定點	2	10	24 英寸（60 公分）	182
	直膝屈身跳	2	10	體重	158
	前單腳推蹬	2	10	18 英寸（45 公分）	149
	增強式反向健身凳橋式	2	10	體重	151
肌力練習動作	背蹲舉	2	8	8 RM	143
	側跨步弓步蹲	2	10	體重	130
特殊訓練動作	羅馬尼亞硬舉	2	10	體重的 25%	155
	抗力球膕旁肌彎曲 + 單腳健身凳橋式（組合動作）	2	10	體重	177 + 127
	抬高腳跟	2	15	體重	209
	北歐式腿後彎舉	2	10	體重	152

* 體重：以自身體重作為阻力的訓練動作，即體重的百分比（如「體重的 50%」表示應使用體重一半的負重）

*「8 RM」指的是最多做 8 次，也就是以最大出力舉起最重的負重 8 次。

表 11.11 針對膕旁肌的傷害預防計畫：第 2 天

動作類型	練習動作	組數	次數	負荷	頁
增強式訓練動作	落下跳（深跳）	2	10	18 英寸（45 公分）	183
	交互式分腿蹲跳	2	10	體重	133
	衝刺	1	6	100 英尺（30 公尺）	不適用
肌力練習動作	單腳深蹲	2	10	10	146
	硬舉	2	8	體重的 50%	100
特殊訓練動作	腳跟行走	2	60 英尺	體重	223
	彈力帶內翻，外加蹠屈	2	15	彈力帶	222
	抗力球膕旁肌彎曲	3	10	體重	177
	抬高腳跟	2	15	體重	209

* 體重：以自身體重作為阻力的訓練動作，即體重的百分比（如「體重的 50%」表示應使用體重一半的負重）

　　要避免所有的運動傷害，是不可能的事情。然而，仔細遵守傷害預防的原則，並了解本書所探討的解剖結構和常見傷害，便能降低受傷的風險。本章介紹的範例應視為通用範本，供讀者打造本身適用的傷害預防計畫。重要的是，在整個體育年度中，都要連同一般訓練計畫、練習和比賽在內，一同落實自己的傷害預防計畫。

練習動作索引

註：每章所介紹的練習動作都附有一個圖示，說明主要適用於該動作的練習模式類型，是屬於肌力練習動作、增強式訓練動作，還是特殊訓練動作（速度和敏捷度、彈性、有氧耐力）。其中細節請參閱以下各練習動作頁碼。

頭、頸和肩

● 肌力訓練

肘、腕和手

● 肌力訓練

脊椎和軀幹

● 肌力訓練

作者介紹

大衛‧波塔奇（David Potach）

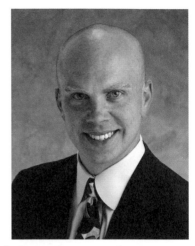

　　物理治療師（PT），也是運動臨床專家（SCS）暨合格肌力與體能訓練專家（CSCS），於美國新罕布夏州達特茅斯的柴郡醫療中心（Cheshire Medical Center）擔任復健科主任。廿多年來，一直在幫助運動員達到運動表現的目標。先前曾任克雷頓大學（Creighton University）的肌力與體能訓練教練、奧馬哈運動物理治療（Omaha Sports Physical Therapy）機構的老闆，以及兒童醫院暨醫療中心（Children's Hospital and Medical Center）的運動復健科主任。

　　波塔奇博士同時是一位知名的講者，演講主題包括肌力訓練和體能訓練、增強式訓練、傷害預防，以及運動復健。多次為文探討運動復健之外，也為教科書執筆，撰寫運動醫學和運動體能訓練的章節。2005 年，美國國家肌力與體能協會（NSCA）頒發年度運動醫學暨復健獎項，波塔奇博士是首批獲獎者之一。

　　波塔奇博士是委員會認證的運動物理治療師，獲 NSCA 認證為肌力與體能訓練專家（CSCS）和私人教練（NSCA CPT）。擁有內布拉斯加大學（University of Nebraska）的物理治療碩士學位和理學碩士學位，以及克雷頓大學的運動科學學士學位。

艾利克・P・麥拉（Erik P. Meira）

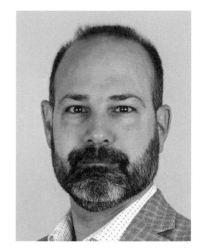

　　物理治療師（PT），也是物理治療博士（DPT），目前於物理治療科學傳播集團（Physical Therapy Science Communication Group）擔任董事，該公司位於美國奧勒岡州波特蘭市，業務範圍遍及他州，主要業務內容是運動復健和教育。

　　麥拉博士並於波特蘭大學（University of Portland）的美國國家大學體育協會一級項目（NCAA NCAA Division I）擔任臨床顧問。為美國物理治療專業委員會（ABPTS）所認證的運動臨床專家，也是獲得 NSCA 認證的合格肌力與體能訓練專家（CSCS），在管理許多不同程度的運動傷害方面，具有豐富的經驗。經常擔任 NCAA、美國籃球協會（NBA）、美國國家美式足球聯盟（NFL）、美國職業足球大聯盟（MLS）以及其他頂級體育聯盟的組織內部顧問。

　　麥拉博士已發表多篇文章，並為教科書執筆章節；身為國際級講者的他，演講身影遍布大小場合，小至私人機構的小型團隊，大至大型專業會議，擔任會議的專題主講人。麥拉博士的演講風格以詼諧聞名，能將複雜概念化繁為簡，演講主題則涵括髖部、膝蓋、運動處方、幫助運動員重回場上、科學應用、應用生物力學，以及物理治療的實務模型。其為美國運動物理治療學會（AASPT）髖部特別治療小組的創始人和創始主席，於該學會擔任美國物理治療學會（APTA）聯合部門會議（CSM）的計畫主席，並曾擔任 AASPT 的執行委員。麥拉博士也是《PT Inquest》網路廣播節目的共同主持人，節目的宗旨為深入探討物理治療科學。同時，麥拉博士也透過「The Science PT」網站提供相關教育資訊。

2AF731

全圖解 運動傷害預防‧修復訓練全書：
增強肌力耐力 ╳ 損傷功能修復 ╳ 運動效能提升，體能教練、健身者、防護員、專項運動員必備專書

作　　　者	大衛‧波塔奇 David Potach 艾利克‧麥拉 Erik Meira	製版印刷	凱林彩印股份有限公司 2024 年 02 月　初版 1 刷 Printed in Taiwan
譯　　　者	高子璽 Tzu-hsi KAO	ISBN	978-626-7336-58-8
審　　　訂	陳盈彤	定　　價	550 元
內 頁 設 計	江麗姿		
封 面 設 計	走路花工作室		

責 任 編 輯　溫淑閔
主　　　編　溫淑閔
行 銷 企 劃　辛政遠、楊惠潔
總 編 輯　姚蜀芸
副 社 長　黃錫鉉
總 經 理　吳濱伶
發 行 人　何飛鵬
出　　版　創意市集

發　　　行　英屬蓋曼群島商家庭傳媒股份有限公司城邦分公司
　　　　　　歡迎光臨城邦讀書花園網址：www.cite.com.tw

香港發行所　城邦（香港）出版集團有限公司
　　　　　　九龍九龍城土瓜灣道 86 號順聯工業大廈 6 樓 A 室
　　　　　　電話：(852) 25086231
　　　　　　傳真：(852) 25789337
　　　　　　E-mail：hkcite@biznetvigator.com

馬新發行所　城邦 (馬新) 出版集團
　　　　　　Cite (M) Sdn Bhd 41, Jalan Radin Anum, Bandar Baru Sri
　　　　　　Petaling, 57000 Kuala Lumpur, Malaysia.
　　　　　　電話：(603) 90563833
　　　　　　傳真：(603) 90576622
　　　　　　E-mail：services@cite.my

客戶服務中心
地址：115 臺北市南港區昆陽街 16 號 5 樓
服務電話：(02) 2500-7718、(02) 2500-7719
服務時間：週一至週五 9：30 ～ 18：00
24 小時傳真專線：(02) 2500-1990 ～ 3
E-mail：service@readingclub.com.tw

※ 廠商合作、作者投稿、讀者意見回饋，請至：
FB 粉絲團：http://www.facebook.com/innoFair
Email 信箱：ifbook@hmg.com.tw

若書籍外觀有破損、缺頁、裝訂錯誤等不完整現象，
想要換書、退書，或您有大量購書的需求服務，都請
與客服中心聯繫。

版權聲明
本著作未經公司同意，不得以任何方式重製、轉載、
散佈、變更全部或部分內容

國家圖書館出版品預行編目資料

全圖解 運動傷害預防‧修復訓練全書：增強肌力
耐力 ╳ 損傷功能修復 ╳ 運動效能提升，體能教
練、健身者、防護員、專項運動員必備專書 / 大
衛‧波塔奇, 艾利克‧麥拉著; 高子璽譯 . -- 初版 .
-- 臺北市：創意市集出版：城邦文化事業股份有限
公司發行, 2024.02
　　面；　公分
　　譯自：Sport injury prevention anatomy.

　ISBN　978-626-7336-58-8(平裝)
　1.CST: 運動傷害 2.CST: 運動醫學

416.69　　　　　　　　　　　　112021171